Ärztliche Zentralstelle Qualitätssicherung:

Leitlinien-Clearing-Bericht „Schmerztherapie bei Tumorpatienten"

D1720423

Ärztliche Zentralstelle Qualitätssicherung:

Leitlinien-Clearing-Bericht „Schmerztherapie bei Tumorpatienten"

**Schriftenreihe der Ärztlichen
Zentralstelle Qualitätssicherung
Band 6**

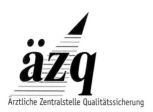

Ärztliche Zentralstelle Qualitätssicherung

Herausgeber:
Zentralstelle der Deutschen
Ärzteschaft zur Qualitätssicherung
in der Medizin, GbR
(Gemeinsame Einrichtung der
Bundesärztekammer und der
Kassenärztlichen Bundesvereinigung)
Leitlinien-Clearingstelle

Im Auftrag von:
Bundesärztekammer
Kassenärztliche Bundesvereinigung
Deutsche Krankenhausgesellschaft
Spitzenverbände der Gesetzlichen Krankenkassen

Anschrift:
Ärztliche Zentralstelle Qualitätssicherung
Aachener Straße 233 – 237
D-50931 Köln
Telefon (0221) 4004-500
Telefax (0221) 4004-590
e-mail mail@azq.de
Internet http://www.leitlinien.de

Autoren:
Prof. Dr. med. Uwe Fuhr, Institut für Pharmakologie der Universität zu Köln
Prof. Dr. med. Hartmut Göbel, Neurologisch-verhaltensmedizinische
    Schmerzklinik, Kiel
Dr. med. Ulrich Hankemeier, Klinik für Anästhesiologie, Intensiv- und
    Schmerztherapie, Ev. Johannes-Krankenhaus, Bielefeld
Dr. med. Dietrich Jungck, Facharzt für Anästhesie, Spezielle Schmerztherapie,
    Hamburg
PD Dr. med. Lukas Radbruch, Klinik und Poliklinik für Anästhesiologie und
    operative Intensivmedizin, Schmerzambulanz, Universität zu Köln
Dr. med. Lothar Sause, Institut für Anästhesie und operative Intensiv-medi-
    zin, Schmerzambulanz, Diakoniekrankenhaus Rothenburg (Wümme)
Dr. med. Michael Schwalb, Facharzt für Innere Medizin, Leverkusen

Moderation:
Prof. Dr. med. Johannes Köbberling, Zentrum für Innere Medizin, Kliniken St.
    Antonius, Wuppertal

Redaktion:
Hanna Kirchner (Fachärztin für Anästhesie), Ärztliche Zentralstelle
    Qualitätssicherung

Leitlinien-Clearing-Bericht „Schmerztherapie bei Tumorpatienten"

1. Auflage, Februar 2001

W. Zuckschwerdt Verlag München
Bern Wien New York

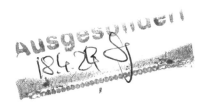
Auslieferungen W. Zuckschwerdt Verlag GmbH

Deutschland:	Schweiz:	Österreich:	USA:
Brockhaus Commission	Hans Huber Verlag	Maudrich Verlag	Scholium International Inc.
Verlagsauslieferung	Längass-Strasse 76	Spitalgasse 21a	151 Cow Neck Road
Kreidlerstraße 9	CH-3000 Bern 9	A-1097 Wien	Port Washington
D-70806 Kornwestheim			11050 New York

Die Deutsche Bibliothek – CIP-Einheitsaufnahme

Ein Titeldatensatz für diese Publikation ist bei der Deutschen Bibliothek erhältlich.

Geschützte Warennamen (Warenzeichen) werden nicht immer kenntlich gemacht. Aus dem Fehlen eines solchen Hinweises kann nicht geschlossen werden, daß es sich um einen freien Warennamen handelt.

ISSN 1436-350X
ISBN 3-88603-761-4

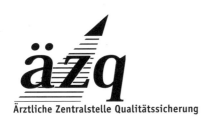

Ärztliche Zentralstelle Qualitätssicherung

Leitlinien-Clearingverfahren
von Bundesärztekammer und
Kassenärztlicher Bundesvereinigung
in Kooperation mit Deutscher
Krankenhausgesellschaft und
Spitzenverbänden der
Gesetzlichen Krankenversicherungen

Leitlinien-Clearing-Bericht

„Schmerztherapie bei Tumorpatienten "

Zentralstelle
der Deutschen
Ärzteschaft zur
Qualitätssicherung
in der Medizin

Gemeinsame
Einrichtung der
Bundesärztekammer
und der
Kassenärztlichen
Bundesvereinigung

Herausgeber:
Zentralstelle der Deutschen
Ärzteschaft zur Qualitätssicherung
in der Medizin, GbR
(Gemeinsame Einrichtung der
Bundesärztekammer und der
Kassenärztlichen Bundesvereinigung)
LEITLINIEN-CLEARINGSTELLE

im Auftrag von:
Bundesärztekammer
Kassenärztliche Bundesvereinigung
Deutsche Krankenhausgesellschaft
Spitzenverbände der Gesetzlichen Krankenkassen

Autoren:
- Prof. Dr. med. Uwe Fuhr, Institut für Pharmakologie der Universität zu Köln
- Prof. Dr. med. Hartmut Göbel, Neurologisch-verhaltensmedizinische Schmerzklinik, Kiel
- Dr. med. Ulrich Hankemeier, Klinik für Anästhesiologie, Intensiv- und Schmerztherapie, Ev. Johannes-Krankenhaus, Bielefeld
- Dr. med. Dietrich Jungck, Facharzt für Anästhesie, Spezielle Schmerztherapie, Hamburg
- PD Dr. med. Lukas Radbruch, Klinik und Poliklinik für Anästhesiologie und operative Intensivmedizin, Schmerzambulanz, Universität zu Köln
- Dr. med. Lothar Sause, Institut für Anästhesie und operative Intensivmedizin, Schmerzambulanz, Diakoniekrankenhaus Rothenburg (Wümme)
- Dr. med. Michael Schwalb, Facharzt für Innere Medizin, Leverkusen

Moderation:
- Prof. Dr. med. Johannes Köbberling, Zentrum für Innere Medizin, Kliniken St. Antonius, Wuppertal

Redaktion:
- Hanna Kirchner (Fachärztin für Anästhesie), Ärztliche Zentralstelle Qualitätssicherung

Anschrift des Herausgebers:
Ärztliche Zentralstelle Qualitätssicherung
Aachener Straße 233 – 237
D 50931 Köln
Telefon (0221) 4004-500
Telefax (0221) 4004-590
e-mail: mail@azq.de
Internet: http://www.leitlinien.de
©2001 Ärztliche Zentralstelle Qualitätssicherung

Inhaltsverzeichnis

Übersicht: Bewertete Leitlinien

Übersicht: Beispiele für themenbezogene Textbausteine

Übersicht: Tabellen

A. Zusammenfassung (Abstract)

Hintergrund: Zur Qualitätsförderung der Gesundheitsversorgung von Menschen mit Tumorschmerzen verabredeten die Spitzenverbände der Selbstverwaltungskörperschaften im Gesundheitswesen 1999 die Durchführung eines Leitlinien-Clearingverfahrens zu nationalen, deutsch- und englischsprachigen Tumorschmerzleitlinien.

Zielsetzung: Recherche, formale und inhaltliche Bewertung deutsch- und englischsprachiger Tumorschmerzleitlinien nach den Methoden der evidenzbasierten Medizin. Qualitätsdarlegung für Leitlinien, die den internationalen Qualitätsstandards entsprechen. Formulierung von Empfehlungen für eine nationale, evidenzbasierte Tumorschmerzleitlinie.

Methode:

Leitlinienrecherche, formale Bewertung: Datenbank-Recherche in Medline, Healthstar, Embase, Leitlinien-In-Fo für den Zeitraum 1990 bis 1999. Sichten des Ergebnisses (347 Zitate) bzw. der den Einschlusskriterien entsprechenden Abstracts (n = 104). Von diesen Treffern entsprachen 21 rein formal den Bewertungskriterien für Leitlinien.

Inhaltliche Bewertung: Inhaltliche Bewertung von 13 Leitlinien mit folgenden Einschlusskriterien: Tumorschmerztherapie -allgemein, deutsche und englische Leitlinien von überregionaler Bedeutung, aktuellste verwendete Originalliteratur nach 1990, aktuellste Version bei mehreren Leitlinien eines Herausgebers. Bewertung durch eine Fokusgruppe von ärztlichen Leitlinienanwendern aus ambulanter und stationärer Versorgung sowie Methodikern ("Expertenkreis Tumorschmerztherapie der Ärztlichen Zentralstelle Qualitätssicherung").

Berichtsverfahren: Schriftliche Darlegung von formaler / inhaltlicher Bewertung mittels strukturierter Abstracts, Formulierung von Eckpunkten einer nationalen Musterleitlinie Tumorschmerztherapie und Darlegung beispielhafter Textbausteine auf der Grundlage der Recherche- und Bewertungsergebnisse.

Ergebnisse

Formale Bewertung: 13 von 21 Leitlinien entsprachen den o.g. Einschlusskriterien und wurden formal mit der Checkliste des Leitlinien-Clearingverfahrens bewertet. Deutliche Qualitätsschwankungen fanden sich insbesondere bezüglich der Faktoren: "Transparenz des Entwicklungsprozesses", "Unabhängigkeit der Entwicklung", "Verknüpfung von Empfehlung und Evidenz", "Praktikabilität", "Empfehlungen zur Implementierung". Künftigen deutschen Tumorschmerz-Leitlinienprogrammen wird die Berücksichtigung folgender Kriterien empfohlen: (1) Formulierung der Empfehlungen mittels standardisierter, transparenter Konsensusprozesse auf der Grundlage systematisch recherchierter und bewerteter Evidenz, (2) Verknüpfung von Evidenz und Empfehlungen, (3) Erarbeitung unterschiedlicher anwender- und verbraucherorientierter Versionen, (4) Erarbeitung leitliniengestützter Trainingsmaterialien für Anwender, (5) kurzfristige Aktualisierung.

Inhaltliche Bewertung: Keine der bewerteten Leitlinien entspricht vollständig den folgenden inhaltlichen Eckpunkten, die die Fokusgruppe für eine überregionale deutsche Tumorschmerz- Leitlinie empfiehlt: (1) Zielgruppe und Epidemiologie (2) Schmerzursachen, (3) Indikation,

(4) Therapieziele, (5) Diagnostik und Schmerzevaluation, (6) Grundsätze der Behandlungsstrategie, (7) Therapie: Pharmakotherapie, Nichtmedikamentöse Therapie, Besondere Patientengruppen, Therapiekontrolle / Monitoring / Qualitätssicherung, (8) Ethische Aspekte, (9)
Strukturelle Aspekte, (10) Implementierung.

Die Grundlage sämtlicher Empfehlungen (wissenschaftlich, Konsens, Erfahrung) sollte stets
explizit benannt werden (evidenzbasiert). Ökonomische Implikationen sind als Kriterium bei
alternativen Handlungsoptionen explizit zu berücksichtigen. Die Formulierung der Leitlinie
sollte den Handlungskontext der angesprochenen Nutzer (z. B. ambulant tätige Ärzte) berücksichtigen.

Die Ergebnisse des Expertenkreises Tumorschmerz zeigen anhand beispielhafter Textbausteine aus den bewerteten Leitlinien, dass die Erarbeitung einer nationalen Tumorschmerz-
Leitlinie, die den formalen und inhaltlichen Qualitätskriterien des Clearingverfahrens entspricht, kurzfristig und mit überschaubarem Aufwand möglich ist.

B. Ausführliche Zusammenfassung (Executive Summary)

Empfehlungen für eine nationale Leitlinie zur Tumorschmerztherapie

B.1. Zielgruppe und Epidemiologie

> Obwohl genügend Daten zur Häufigkeit von behandlungsbedürftigen Tumorschmerzen vorliegen, ist Ärzten und Politikern das Ausmaß des Problems oft nicht bewusst. Das fehlende Interesse an der Tumorschmerzbehandlung beruht nicht zuletzt auf diesem Informationsmangel.

> Die Leitlinie sollte zunächst mit einer Beschreibung der Ausgangslage beginnen. Die Schilderung von Defiziten in der Tumorschmerztherapie bildet die Fragestellung, unter der die Leitlinie erstellt wird.

> Aus der Defizitanalyse folgt, dass die Zielgruppe der Leitlinie niedergelassene Ärzte und Krankenhausärzte aller Fachrichtungen sind, die Tumorpatienten behandeln.

> Bestimmte Arztgruppen werden entsprechend ihres Fachgebietes und des Erkrankungsstadiums des Patienten unterschiedlich häufig mit Tumorschmerzen konfrontiert. Dabei kann die ärztliche Aufgabe im Verlauf der Betreuung eines Patienten durchaus auch andere Schwerpunkte bekommen (der Arzt als Sterbebegleiter). Daraus resultiert in der Regel ein unterschiedliches Informationsbedürfnis der einzelnen Gruppen, was bezüglich der thematischen Fokussierung und des Umfanges der Leitlinie berücksichtigt werden sollte.

> Das Interesse von niedergelassenen Allgemeinärzten an Leitlinien zur Tumorschmerztherapie ist entsprechend dem geringen Anteil von Tumorpatienten in ihrer Praxis beispielsweise gering (im Vergleich zu häufigen Erkrankungen wie z. B. Hypertonie oder Diabetes).
> Leitlinien zur Tumorschmerztherapie müssen für diese Zielgruppe also sehr kurz und übersichtlich dargestellt werden, bzw. als Zusammenfassung oder Checkliste / Tabelle mit Kernsätzen einer ausführlicheren Leitlinie beigefügt werden.

> Onkologisch tätige Ärzte im ambulanten oder stationären Bereich werden im Vergleich zu niedergelassenen Allgemeinärzten ein höheres Interesse an Leitlinien aufbringen, da sie häufiger mit Tumorschmerzen konfrontiert werden. Für diese Zielgruppe ist eine ausführlichere Darstellung sinnvoll, die sich auch zum Nachschlagen oder Nachlesen nutzen lässt. Hilfreich können auch Ablaufdiagramme sein.

> Die Einbindung der Patienten über Information und Aufklärung ist von wesentlicher Bedeutung für die Umsetzung der Leitlinien.
> Informationsmaterial für Patienten und für Patienten angepasste Versionen der Leitlinien sind als Implementierungshilfen einzuordnen. Für diese Patientenversionen ist keine neue Recherche und Bewertung der Evidenzlage erforderlich. Hierzu können die Vorarbeiten aus den ärztlichen Leitlinien genutzt werden und in eine für Patienten verständliche Version übertragen werden.

B.2. Ursachen / Klassifikation

➢ Durch die Tumorinfiltration oder Kompression von schmerzempfindlichen Strukturen, durch Verlegung von Hohlorganen oder durch die Infiltration in die Nervenfasern selbst können im Verlauf der Tumorerkrankung Schmerzen ausgelöst werden. Auch die verschiedenen kausalen Tumorbehandlungen können zu behandlungsbedürftigen Schmerzen führen.
Das Bewusstsein um die Vielschichtigkeit der Symptomatik fördert das Verständnis des Therapeuten für die Situation des Patienten und damit auch die Bereitschaft zu einem interdisziplinären fach- und sektorenübergreifenden Therapieansatz.

➢ In Leitlinien zur Therapie von Tumorschmerzen ist eine systematische Einteilung der Schmerzursachen notwendig, um die Therapierichtung festlegen zu können und weitere Therapieoptionen auszuwählen.
Die Einteilung der Ursachen sollte in der Leitlinie in mehreren Ebenen angeboten werden:
  • nach der Ätiologie (tumorbedingt, therapiebedingt, nicht durch Tumor oder Therapie bedingt)
  • nach dem Schmerztyp (nozizeptiv, neuropathisch)
  • nach einem bio-psycho-sozialen Ansatz (körperlicher Schmerz, seelischer Schmerz, sozialer Schmerz)

B.3. Indikation

➢ Eine Leitlinie zur Behandlung von Tumorschmerzen sollte eine klare Aussage darüber machen, wann die Indikation zur Behandlung gegeben ist.

➢ In einer Leitlinie zur Behandlung von Tumorschmerzen sollte eindeutig darauf hingewiesen werden, dass eine unzureichende Behandlung von Tumorschmerzen einen Behandlungsfehler darstellt.

B.4. Therapieziel

➢ Die Wiederherstellung der Funktionsfähigkeit wie vor der Tumorerkrankung ist in der symptomatischen Tumorschmerztherapie kaum möglich. Die Erwartung einer völligen Schmerzfreiheit kann zu Frustration und Enttäuschung bei Patienten und Therapeuten führen.
Deshalb ist die Vereinbarung eines Therapieziels zwischen Arzt und Patient von hoher Bedeutung, dies sollte in den Leitlinien herausgestellt werden.

➢ Für die Beschreibung des Therapieziels kann ebenso wie für die medikamentöse Therapie ein Stufenplan empfohlen werden.

➢ Die Leitlinie sollte betonen, dass für den einzelnen Patienten unter Umständen andere Ziele von Bedeutung sein können, so dass der Stufenplan entsprechend angepasst werden sollte.

B.5. Diagnostik und Schmerzevaluation

> In einer nationalen Leitlinie zur Tumorschmerzbehandlung sollten die Minimalanforderungen für eine Schmerzdiagnose genannt werden.

Als Minimalanforderungen einer Schmerzdiagnose werden die folgenden Punkte angesehen:
- **Schmerzursache**: tumorbedingt, therapiebedingt, unabhängig von Tumor oder Therapie
- **Schmerztyp**: Knochenschmerz, Weichteilschmerz, viszerale Schmerzen, neuropathische Schmerzen
- **Schmerzlokalisation**
- **Schmerzintensität**: numerische Rangskala, verbale kategorische Skala
- **Schmerzqualität**: stechend, brennend, stumpf, etc.

Elemente der Schmerzanamnese, die die Schmerzdiagnose unterstützen und vervollständigen, sollten in der Leitlinie ebenfalls aufgeführt werden:
- zeitliches Muster der Schmerzen (Dauerschmerz, Schmerzattacken)
- Dauer der Schmerzerkrankung
- verstärkende Faktoren
- lindernde Faktoren

> Eine nationale Leitlinie zur Behandlung von Tumorschmerzen sollte auf die folgenden Faktoren hinweisen:
- Schmerzen sind ein subjektives Phänomen. Die Schmerzstärke muss in erster Linie durch den Patienten selbst eingeschätzt werden.
- Der Behandlungserfolg und damit auch die Intensität der Restschmerzen ist bei Tumorschmerzpatienten in der Regel nicht konstant, da mit fortschreitender Ausbreitung des Tumors neue Schmerzen entstehen.

Nach der ausführlichen Schmerzevaluation vor Beginn der Behandlung muss eine wiederholte Erfassung der Schmerzintensität, wenn möglich als Selbsteinschätzung des Patienten auf einer standardisierten Skala wie z. B. der Numerischen Rangskala (NRS) erfolgen.

> Die Leitlinie sollte die Notwendigkeit der wiederholten und standardisierten Messung bestätigen und Empfehlungen zu Umfang und Häufigkeit der Schmerzmessung enthalten.
> Die Leitlinie sollte validierte Instrumente vorschlagen, die für die kontinuierliche Verlaufskontrolle geeignet sind.

B.6. Grundsätze der Behandlungsstrategie

Ein wesentlicher Bestandteil der Tumor- und Schmerztherapie ist der Versuch einer umfassenden Medizin.
Eine Leitlinie sollte deshalb zu den folgenden Aspekten Stellung nehmen:

> Stellenwert der Tumorschmerztherapie
- Eine nationale Leitlinie zur Tumorschmerztherapie sollte den Stellenwert der Schmerztherapie im Behandlungskonzept beschreiben.

- Primäres Ziel muss die Behandlung der Grunderkrankung sein. Die Schmerztherapie kann begleitend, unterstützend oder – dort, wo dies nicht möglich ist - als Teil der palliativen Therapie eingesetzt werden. Sie stellt aber keine Alternative dar.

➤ Patientenzentrierte Tumorschmerztherapie
- Die Behandlung muss patientenzentriert erfolgen. Deshalb sind Aufklärung, Zielklärung und Mitsprache des Patienten wichtige Aspekte bei der Therapieplanung.
- Die Behandlung soll nach einem Therapieplan erfolgen, der mit dem Patienten - im Sinne von "shared decision making" - gemeinsam entwickelt wird.
- Information, Führung und Anleitung des Patienten und seiner Familie sind hilfreich für eine effektive Schmerztherapie.

➤ Multidisziplinarität
- Psychosomatische Therapie und physikalische Therapie sind neben medikamentöser Therapie oder invasiven Maßnahmen Bestandteile einer umfassenden Schmerztherapie.
- Die Behandlung erfolgt im Team. Schmerztherapie ist als interdisziplinäres Konzept zu verstehen.
- Koordination und Kommunikation, bes. an den Schnittstellen zwischen ambulanter Versorgung und Klinik sowie zwischen ärztlichem und pflegerischem Bereich sind besonders wichtig.

➤ Evaluation
- Evaluation der Qualität der Schmerzbehandlung ist eine wichtige Voraussetzung für den Therapieerfolg.

B.7. Therapie

➤ Wenn auch die grundlegenden Inhalte der Empfehlungen zur Tumorschmerztherapie feststehen, wird der Stellenwert der einzelnen Elemente (wie z. B. der invasiven Therapieverfahren) nicht einheitlich bewertet. Dementsprechend werden in Leitlinien verschiedene Arten der Darstellung gewählt.
Die Darstellung könnte
- nach dem Applikationsweg (oral, parenteral, rückenmarksnah),
- nach den Medikamenten (WHO-Stufen 1, 2 und 3) oder
- nach den behandelten Schmerzsyndromen (Knochenschmerzen, neuropathische Schmerzen, usw.) erfolgen.
➤ Die Empfehlungen der Weltgesundheitsorganisation zur medikamentösen Tumorschmerztherapie [1, 2, 3] bilden die Grundlage der meisten bisher vorgestellten Leitlinien und sollten auch als Grundlage für weitere Empfehlungen genutzt werden.
Die Einteilung der Schmerzmedikation nach den WHO-Stufen 1-3 sollte dabei beibehalten werden.
➤ Schmerzlindernde Aspekte beim Einsatz von Strahlentherapie oder zytostatischen onkologischen Verfahren sollten ebenso wie nichtmedikamentöse Schmerztherapieverfahren angesprochen werden.

---

[1] World Health Organisation (1986) Cancer pain relief. World Health Organisation, Genf.
[2] World Health Organisation (1990) Cancer pain relief and palliative care - report of a WHO expert committee. WHO Technical Report Series No 804. World Health Organisation, Genf.
[3] World Health Organisation (1996) Cancer pain relief: with a guide to opioid availability. 2. Auflage ed. World Health Organisation, Genf.

> Zu seelsorgerlichen Aspekten und psychoonkologischen Verfahren sollten ebenfalls Hinweise gegeben werden.

B.7.1. Pharmakotherapie

> In einer Leitlinie zur Behandlung von Tumorschmerzen sollte der Stellenwert der Arzneimitteltherapie in einem Gesamt-Therapieplan mit nichtmedikamentöser Behandlung von Tumorschmerzen sowie darüber hinaus mit Bezug auf Behandlung der Tumorerkrankung, Behandlung von Tumorfolgeerkrankungen, psychische und soziale Betreuung angesprochen werden.

> Die Pharmakotherapie ist für die Mehrzahl der Patienten die wesentliche, aber nicht die einzige Option bei der symptomatischen Behandlung von Tumorschmerzen, unabhängig von den Möglichkeiten einer kausalen Therapie. Die in Abhängigkeit von der Zielgruppe der Leitlinien einzusetzenden Arzneimittel unterscheiden sich nicht nur hinsichtlich ihrer Wirkmechanismen (Cyclooxygenasehemmer, Opioide, Koanalgetika), sondern auch in ihrer Indikation (Schwere des Schmerzes, spezielle Patientengruppen), ihrer Wirksamkeit (Minderung des Schmerzes), ihrer Sicherheit (unerwünschte Arzneimittelwirkungen), ihrer Verträglichkeit (Lebensqualität) und ihrer Kosten.

> In Deutschland erfolgt eine im internationalen Vergleich kaum ausreichend medikamentöse Behandlung von Tumorschmerzen. Gründe bestehen unter anderem in der Überschätzung der unerwünschten Wirkungen sowie in der mangelnden Vertrautheit von Ärzten mit der Verschreibung von Arzneimitteln, die der Betäubungsmittelverschreibungsverordnung unterliegen.

> In der Behandlung von Tumorschmerzen stehen für viele der eingesetzten Wirkstoffe Belege der Wirksamkeit im Sinne randomisierter, geblindeter, kontrollierter klinischer Studien nur eingeschränkt zur Verfügung. Dennoch wird die verfügbare Information unter Berücksichtigung der klinischen Notwendigkeit einer adäquaten Behandlung der Patienten für ausreichend gehalten, um evidenzbasierte Empfehlungen für die medikamentöse Behandlung zu geben.

> Folgende Einzelaspekte zu den in der Behandlung von Tumorschmerzen einzusetzenden Wirkstoffen sollten in einer Leitlinie Berücksichtigung finden:
>   • Angabe der relevanten Wirkstoffklassen, Begründung und Darstellung eines abgestuften Vorgehens sowie der Kombination von Wirkstoffen
>   • Begründete Auswahl einzelner Wirkstoffe aus der Vielzahl der verfügbaren Substanzen in den jeweiligen Wirkstoffklassen
>   • Charakterisierung der ausgewählten Wirkstoffe
>   • Darstellung anderer, selten eingesetzter sowie obsoleter Wirkstoffe
>   • Einbeziehung des Patienten
>   • Laborkontrollen
>   • Verweis auf weitere medikamentöse Therapiemöglichkeiten
>   • Berücksichtigung spezieller Probleme des Arztes mit der Opioid-Behandlung
>   • Ökonomische Aspekte.

B.7.1.1. Angabe der relevanten Wirkstoffklassen, Begründung und Darstellung eines abgestuften Vorgehens sowie der Kombination von Wirkstoffen

➤ In einer Leitlinie zur Behandlung von Tumorschmerzen sollen folgende Analgetikaklassen berücksichtigt werden: Nicht-Opioid-Analgetika, aufgeteilt in COX1-Hemmer, COX2-Hemmer, Metamizol; schwach wirksame Opioide; stark wirksame Opioide.

➤ Ko-Analgetika mit Beeinflussung des Schmerzes bzw. der Schmerzwahrnehmung und -verarbeitung (z. B. Antidepressiva) sind zu unterscheiden von Wirkstoffen, die zur Behandlung unerwünschter Wirkungen der indizierten Arzneimittel gegeben werden (z. B. Laxantien), und von solchen, die weitere Folgen der Tumorerkrankung bekämpfen (z. B. Glukokortikoide bei Hirndruckzeichen).

➤ Das 3-Stufen-Schema der WHO soll erläutert werden.
Dabei sollte die Wirkstärke der einzelnen Analgetikagruppen für das abgestufte Vorgehen und deren unterschiedlicher Wirkungsmechanismus für die Möglichkeit einer Kombination als Begründung genannt werden.

B.7.1.2. Begründete Auswahl einzelner Wirkstoffe aus der Vielzahl der verfügbaren Substanzen in den jeweiligen Wirkstoffklassen

➤ In einer Leitlinie zur Behandlung von Tumorschmerzen sollen innerhalb der einzelnen Substanzklassen bevorzugte Wirkstoffe genannt werden, sofern eine evidenzbasierte Begründung für eine solche Bevorzugung vorliegt. Dabei haben valide klinische Studien mit klinisch relevanten Endpunkten gegenüber pathophysiologischen Überlegungen definitiv im Vordergrund zu stehen.

➤ Bei der Bewertung des Risikoprofils der einzelnen Wirkstoffe sollen auch Daten zu unerwünschten Wirkungen bei anderen Patientengruppen herangezogen werden, wenn entsprechende Daten bei Tumorpatienten fehlen und kein Hinweis darauf besteht, dass das ent-sprechende Risiko bei Tumorpatienten anders zu beurteilen ist (z. B. Ulkusrisiko durch bestimmte Nicht-Opioid-Analgetika).

B.7.1.3. Charakterisierung der ausgewählten Wirkstoffe

➤ In einer Leitlinie zur Behandlung von Tumorschmerzen sollen folgende Angaben zu den ausgewählten Wirkstoffen gemacht werden:
  • Indikationsbezogene Einordnung im Stufenschema
  • Dosierung (individuell angepasst) mit Applikationsweg (z. B. oral) und Zubereitungsform des Wirkstoffes (z. B. als Retardtablette), einschließlich Äquivalenzdosen verschiedener
    Opiate
  • Wirkungsdauer
  • wichtige Kontraindikationen bzw. wichtige unerwünschte Wirkungen einschließlich der Möglichkeiten ihrer Vermeidung bzw. Behandlung
  • wichtige Interaktionen
  • Besonderheiten des Einsatzes bei bestimmten Patientengruppen (Patienten mit Niereninsuffizienz, mit Leberinsuffizienz, u.U. mit anderen zusätzlichen Erkrankungen; Kinder; etc.)

➤ Die wichtigsten Informationen sollten übersichtlich und anwenderorientiert dargestellt werden.

B.7.1.4. Darstellung anderer, selten eingesetzter sowie nicht indizierter Wirkstoffe

➢ In einer Leitlinie zur Behandlung von Tumorschmerzen sollen Angaben zur Verwendung selten eingesetzter Substanzen gemacht werden (z. B. Levomethadon).

➢ Außerdem sollten Angaben zu nicht indizierten Wirkstoffen (z. B. Oxicame, Indometacin) gemacht werden.

➢ Die Leitlinie sollte beispielhafte Therapiepläne enthalten, um die Kombination von Analgetika, Koanalgetika und Begleitmedikamenten zu illustrieren.

B.7.1.5. Einbeziehung des Patienten

➢ Die Behandlung sollte gemeinsam mit dem Patienten und seinen Angehörigen erfolgen.

➢ Es sollte weiterhin betont werden, dass der behandelnde Arzt sich von der Wirksamkeit seiner Therapie aus Sicht des Patienten überzeugen muss.

➢ Die Leitlinien sollten darauf hinweisen, dass der Arzt Ängste oder Missverständnisse insbesondere im Zusammenhang mit der Verordnung von Opioiden bei der Aufklärung berücksichtigen sollte.

B.7.1.6. Laborkontrollen

➢ In einer Leitlinie zur Behandlung von Tumorschmerzen sollten erforderliche Kontrollen bei der Gabe bestimmter Wirkstoffe definiert werden (z. B. Transaminasenbestimmung bei Langzeittherapie mit Antidepressiva).

B.7.1.7. Verweis auf weitere medikamentöse Therapiemöglichkeiten

➢ In einer Leitlinie zur Behandlung von Tumorschmerzen sollten weitere medikamentöse Therapiemöglichkeiten genannt werden, die bei unzureichender Wirksamkeit der vorgeschlagenen Maßnahme eingesetzt werden können und die in der Leitlinie nicht detailliert beschrieben werden (z. B. periphere Neurolysen, intrathekale oder rückenmarksnahe Applikation von Opioiden).

➢ Diese Zusätze dürfen insgesamt das Gewicht der vorrangigen medikamentösen Schmerztherapie nicht schmälern, sollen aber deutlich auf die Wichtigkeit und Indikation anderer Verfahren hinweisen.

Vor allem sollen für die nicht spezialisierten Ärzte

• Indikationen für invasive Therapieverfahren und Empfehlungen

• Indikationen für den Zeitpunkt der Überweisung an ein spezialisiertes Zentrum aufgeführt werden.

In der Leitlinie sollte festgehalten werden, dass diese Therapieverfahren nur von Spezialisten durchgeführt werden sollten.

B.7.1.8. Berücksichtigung spezieller Probleme des Arztes mit der Opioid-Behandlung

➢ In einer Leitlinie zur Behandlung von Tumorschmerzen in Deutschland sollte aufgrund der besonderen Situation die häufig weit überbewertete Suchtproblematik bei der Gabe von Opioden zu dieser Indikation explizit diskutiert werden.

➢ Zusätzlich sollten detaillierte Informationen zur Verschreibung von Betäubungsmitteln gegeben werden, die es dem Arzt erlauben, die empfohlenen Wirkstoffe und deren Zubereitungen ohne Hinzuziehen weiterer Informationsquellen korrekt zu verschreiben.

➢ Die Leitlinie sollte ausführliche Informationen zur Betäubungsmittelverordnung enthalten:

  • Höchstdosierungen der Substanzen
  • Adresse und Formular für den Bezug der Betäubungsmittelrezepte
  • Anleitung zum Ausfüllen der BTM-Rezepte

➢ Musterbeispiele können das Ausfüllen der Rezepte erleichtern.

B.7.1.9. Ökonomische Aspekte

➢ In einer Leitlinie zur Behandlung von Tumorschmerzen in Deutschland sollten Angaben zu ökonomischen Aspekten der Therapiewahl gemacht werden.

B.7.2. Nichtmedikamentöse Therapie

Invasive Verfahren

➢ Bei einem kleinen Teil der Tumorschmerzpatienten kann mit den Empfehlungen zur kausalen oder oralen medikamentösen Schmerztherapie keine ausreichende Schmerzlinderung erreicht werden. Invasive Therapieverfahren wie z. B. rückenmarksnahe Opioidapplikation oder neurochirurgische Verfahren können nur von Spezialisten durchgeführt werden.

➢ Eine nationale Leitlinie zur Tumorschmerztherapie sollte eine kurze Übersicht über die Schmerztherapie durch neurodestruktive Verfahren oder Neuromodulation enthalten.

➢ Die Leitlinie sollte eine klare Aussage zur Indikation und Wirksamkeit von radiologischen und nuklearmedizinischen Verfahren machen.

Psychologische und physikalische Methoden

➢ Neben der medikamentösen Therapie haben psychologische und physikalische Therapieformen einen Stellenwert, der häufig nicht adäquat berücksichtigt wird.

➢ Psychologische und physikalische Therapieverfahren sollten Eingang finden in die standardisierte Therapie und in den Leitlinien berücksichtigt werden.

"Alternative Verfahren" zur Behandlung von Tumorschmerzen

➢ Bei der Indikationsstellung zur Anwendung "alternativer Verfahren" in der Tumorschmerzbehandlung muss unterschieden werden in:
Eignung des Verfahrens zur

  • primären Schmerzbehandlung
  • adjuvanten Therapie
  • Behandlung von unerwünschten Therapieeffekten.

Diese Differenzierung sollte in einer nationalen Leitlinie zur Behandlung von Tumorschmerzen klar erkennbar sein.

> Eine Leitlinie zur Behandlung von Tumorschmerzen sollte "alternative Verfahren" zur
  Behandlung von Tumorschmerzen benennen und konkret darauf hinweisen, welche Evi-
  denzen für deren Wirksamkeit vorliegen.

> Dabei sollten Grenzen für den Einsatz und die Wirkung dieser Verfahren beschrieben
  werden und auf Bereiche mit fehlenden Wirksamkeitsnachweisen sowie erwiesenen Nebenwirkungen hingewiesen werden.

> Darüber hinaus soll eine Leitlinie zur Behandlung von Tumorschmerzen darauf hinwei-
  sen, dass der Einsatz von unwirksamen Therapien im Einzelfall eine wirksame Therapie
  verzögern oder sogar behindern kann und damit unnötiges Leiden des Patienten provo-
  ziert.[4]

> Therapieverfahren, die die zeitlichen oder finanziellen Ressourcen des Patienten über
  Gebühr beanspruchen (z. B. Serien von Akupunkturbehandlungen, Nervenblockaden oder
  teure unkonventionelle Therapieverfahren ohne ausreichend belegte Wirkung zur Behandlung von Tumorschmerzen) sollten unterlassen werden.

B.7.3. Besondere Patientengruppen

> Bei der Behandlung von Tumorschmerzen gibt es besondere Bedingungen, die ein spe-
  zielles Vorgehen erfordern. Dies umfasst in einer Leitlinie den gesamten Bereich der Diagnostik und Therapie sowie die Auswahl der Implementierungsinstrumente.
  In einer Leitlinie zur Behandlung von Tumorschmerzen sollte auf folgende Aspekte eingegangen werden:

  • Besonderheiten in der Therapie bei besonderen Patientengruppen (z. B. Kinder, alte
    Patienten, Suchtpatienten, Patienten mit psychischen Erkrankungen, Notfallpatien-
    ten, Minderheiten, u.a.)

  • Behandlung von problematischen Schmerzsyndromen und besonderer Probleme in der
    Arzt-Patient-Beziehung

  • Behandlung unter besonderen pathophysiologischen Bedingungen.

Problematische Schmerzsyndrome

> Bei einem kleinen Teil der Patienten schränken die geringe Wirksamkeit oder die Neben-
  wirkungen der Analgetika die Effektivität der Behandlung und die Lebensqualität der Patienten ein. Diese problematischen Schmerzsyndrome können durch aufwendige Behandlungsstrategien jedoch oft ausreichend behandelt werden.

> Die Leitlinie sollte typische Problembereiche nennen:

  • Opioidresistente neuropathische Schmerzen

  • Bewegungsabhängige Schmerzen mit opioidbedingter Sedierung in Ruhe

  • Schmerzattacken (Breakthrough pain)

  Für diese Bereiche können Behandlungsalgorithmen vorgestellt werden.

Besondere pathophysiologische Bedingungen

Siehe Kapitel C.7.7.1.3.

---

⁴ Staudigel K, Hankemeier U (2000), Ärztliches Verbot von Schmerztherapie bei Tumorschmerzpatienten. Der Schmerz 14: 111-113

B.7.4. Therapiekontrolle/Monitoring/Qualitätssicherung

> Eine gute Leitlinie soll den Anwender (Arzt/Patient/andere) in die Lage versetzen, das eigene Verhalten im Sinne einer "guten" Patientenversorgung auszurichten und damit die Versorgungsqualität im Bereich der Therapie und der zugrunde liegenden Diagnostik zu verbessern. Dem dienen z. B. Informationsmaterialien, Dokumentationshilfen, Schulungs- und Weiterbildungsmaßnahmen.
> Diese Angebote müssen speziell auf ihre Anwender und deren Rahmenbedingungen zugeschnitten sein.

> Die Leitlinie soll praktikable und aussagekräftige Kriterien anführen, mit denen die Anwender die Einhaltung der Empfehlungen abschätzen können (internes Qualitätsmonitoring).

> Zur Therapiekontrolle im Sinne der Qualitätssicherung sollte eine Leitlinie auf den Ebenen

- Strukturqualität
- Prozessqualität
- Ergebnisqualität (Outcome-Beurteilung)

Anforderungen und Rahmenbedingungen formulieren, valide Messinstrumente benennen und entsprechende Beispiele aufzeigen.

Strukturqualität

> Die Leitlinie sollte Aussagen darüber treffen, welche Anforderungen an die Strukturqualität gestellt werden müssen, um damit eine Basis für die Durchführung von "guter Schmerztherapie bei Tumorpatienten" zu schaffen.

Ausbildung
z. B. invasive Techniken, Mitarbeiter und Patientenschulungsprogramme, Anleitung und Training von Familienangehörigen, Ausfüllen von BTM-Formularen

Räumliche, zeitliche und apparative Voraussetzungen
z. B. zur Durchführung und Überwachung spezieller Therapieverfahren, Zeitaufwand für Anamnese und Erstuntersuchung

Materialien zur Patienteninformation
über die Erkrankung, Therapie, weitere Beratungsangebote und Hilfen

Dokumentation
z. B. Eingabemaske (PC), Formulare oder Schmerztagebücher zur Dokumentation der Schmerzevaluation und der therapeutischen Interventionen

Prozessqualität

> Eine Tumorschmerzleitlinie sollte zu den folgenden Aspekten und Fragen Stellung nehmen:

- Schmerzevaluation (bei Erstkontakt, in der Einstellungsphase, Dauertherapie)
  z. B. Was wird gemessen oder erfragt, wie häufig, durch wen, wie wird dokumentiert?
- Informationsaustausch
  z. B. Information des Hausarztes, der Pflege, der Familie, mit dem Patienten
- Wer übernimmt das Patientenmanagement?
  Wie werden die Prozesse koordiniert?
- Werden Qualitätsindikatoren zur Überprüfung der Prozessqualität genannt?
- Gibt die Leitlinie Auskunft über die Indikation zur empfohlenen Therapieform an?
- Management bei Dosissteigerung oder Präparatewechsel
- Sind Absprachen über Behandlungsziele oder zu unterlassende Maßnahmen dokumentiert?

Ergebnisqualität

➢ Leitlinien zur Tumorschmerztherapie sollen Kriterien benennen, mit deren Hilfe es möglich ist, die Ergebnisqualität der Therapie zu überprüfen.
➢ Zur Messung sollten vorrangig validierte Instrumente empfohlen werden.

B.8. Ethische Aspekte

➢ Die Leitlinie sollte ethische Aspekte der Schmerztherapie ansprechen.
➢ Die ethischen und rechtlichen Grundlagen des Rechtes auf Schmerztherapie sollten aufgeführt werden ebenso wie die Folgen der unterlassenen oder nicht ausreichenden Schmerzlinderung:
  - reduzierte Lebensqualität
  - soziale Ausgrenzung
  - Mehrkosten durch häufigere Arztkontakte und längere Krankenhausaufenthalte
  - Depression bis hin zum Suizid oder zur Forderung nach Sterbehilfe.
➢ Typische Ängste und Vorurteile gegenüber der Schmerztherapie, z. B. Angst vor Opioiden, sollten in der Leitlinie diskutiert werden, so dass den behandelnden Ärzten Argumentierungshilfen gegen diese Befürchtungen zur Verfügung stehen.
➢ Die Leitlinie sollte die notwendigen zeitlichen, räumlichen und personellen Ressourcen für eine adäquate Tumorschmerztherapie definieren. Sie sollte aber auch klar ausdrücken, dass eine Behandlung der Tumorschmerzen auch bei knappen Ressourcen durchgeführt werden muss.
➢ Die Leitlinie sollte eindeutig festlegen, dass eine aktive Sterbehilfe nicht durchgeführt werden darf, da eine adäquat eingesetzte Schmerztherapie den Wunsch nach aktiver Sterbehilfe verhindert.
  Die Leitlinie sollte die Richtlinien der Bundesärztekammer zur Sterbebegleitung, und darin insbesondere die Empfehlungen zur passiven Sterbehilfe zitieren *[Dt. Ärzteblatt 95 (1998) C-1689-1691]*.
➢ Während eine Unterversorgung immer als unethisch angesehen werden muss, kann jedoch auch eine überschießende Schmerztherapie zu ethischen Problemen führen. In Einzelfällen können die Nebenwirkungen der Schmerztherapie die Vorteile der Schmerzlinderung für den Patienten wieder aufheben. Typische Situationen sind Patienten mit signifikanten Restschmerzen und starken Nebenwirkungen, die eine weitere Dosissteigerung der Analgetika verhindern, oder Patienten mit invasiven Therapieverfahren und Kompli-

kationen mit potentiell schwerwiegenden Folgen. Die Entscheidung über die Fortsetzung der Therapie ist in diesen Fällen schwierig.

➢ Die Leitlinie sollte typische Problembereiche nennen. Die Festlegung eines Therapieziels in Absprache mit dem Patienten und seinen Angehörigen sollte betont werden. Auch der Verzicht auf therapeutische Maßnahmen, z. B. invasive Therapieverfahren sollte in Absprache mit dem Patienten erfolgen.

➢ Die Leitlinie sollte klarstellen, dass die Tumorschmerztherapie nach einer "Kosten-Nutzen-Analyse" erfolgen sollte, die das Verhältnis von erreichter Schmerzlinderung gegenüber den Nebenwirkungen der Therapie genau abwägt und für den Patienten akzeptabel ist. Die Schmerztherapie sollte den Patienten möglichst wenig belasten.

➢ Die Leitlinie sollte darauf hinweisen, dass die Abwägung zwischen Vor- und Nachteilen der Therapie mit der Progression der Tumorerkrankung einen anderen Schwerpunkt erhält. So werden bei fortgeschrittenem Tumorstadium palliativmedizinische Ziele in den Vordergrund rücken und kausale Behandlungsverfahren wie z. B. zytostatische Behandlungen nicht mehr zur Schmerzlinderung eingesetzt.

B.9. Strukturelle Aspekte

➢ Die Leitlinie sollte strukturelle Voraussetzungen zu einer effektiven Schmerztherapie ansprechen und die Aufgabenbereiche der einzelnen Versorgungsstufen definieren. Für niedergelassene Ärzte und Klinikärzten können so Bereiche definiert werden, in denen ihre Beteiligung erfolgen muss, aber auch Grenzen angeboten werden, bei denen die Patienten in andere Versorgungsstrukturen übergeben werden sollten. Indikatoren sollten definiert werden, bei denen Patienten an eine höhere Versorgungsstufe weitergegeben werden sollten, z. B. die Aufnahme zur invasiven Behandlung bei Versagen der systemischen analgetischen Therapie.

➢ Eine Verbesserung der Koordination wäre möglich durch einen „Patientenmanager". Ein persönlicher Arzt des Patienten, z. B. der Hausarzt oder der Schmerztherapeut, übernimmt die Koordination der behandelnden Ärzte, veranlasst diagnostische und therapeutische Maßnahmen und bindet weitere Ärzte konsiliarisch in das Behandlungskonzept ein, wenn dies indiziert ist.

➢ Die Leitlinie kann auch ökonomische Aspekte ansprechen, da zu erwarten ist, dass sie die strukturellen Bedingungen der Schmerztherapie beeinflussen. Die beispielhafte Kostenanalyse einer Langzeittherapie im Vergleich zu den möglichen Einsparungen z. B. durch Vermeidung von stationären Aufnahmen kann die Akzeptanz der empfohlenen Therapie erhöhen.

B.10. Implementierung

➢ Die dauerhafte und wirksame Implementierung von Leitlinien ist von vielen verschiedenen Faktoren abhängig. In zahlreichen Studien konnte nachgewiesen werden, dass hier sowohl formale Aspekte der Leitlinienentwicklung als auch die Strategie ihrer Verbreitung eine große Rolle spielen.

➢ Darüber hinaus ist die konkrete Umsetzung im Alltag stark von persönlichen Faktoren des Anwenders abhängig und kann durch gezielte Implementierungsmodule (z. B. Erinnerungsmodule, Feedbackinstrumente, Patientenversionen, etc.) unterstützt werden.

➢ Deshalb ist es für die Entwicklung einer Implementierungsstategie hilfreich, sich die Gründe für eine ungenügende Schmerztherapie zu verdeutlichen. Auf dem Boden dieser

Defizitanalyse können dann anwenderorientierte Maßnahmen zur Implementierung entwickelt und in ein Gesamtkonzept integriert werden.

➢ In der Leitlinie sollen konkrete Instrumente und Maßnahmen benannt werden, die die Anwendung der Leitlinie unterstützen können.

➢ Bei überregionalen Leitlinien sollten darüber hinaus methodische Empfehlungen zur regionalen Anpassung vorliegen.

➢ Die Vorschläge zur Leitlinienverbreitung und -implementierung sollen konkret dargestellt werden. Dabei kann es sich um Angaben zu: Materialien und Muster, Veranstaltungen, Nutzung bereits etablierter Institutionen und Gruppen, z. B. Qualitätszirkel, Selbsthilfegruppen, Fachverbände handeln.

➢ Die Inhalte sollen in angemessenem Umfang und in angemessener Form, ziel- und zielgruppenorientiert, dargestellt werden (z. B. Übungsmodule und Fallbeispiele zu Übungs- und Ausbildungszwecken, Patientenversionen, Flow-Charts für die Praxisroutine).

➢ In Umrissen sind Untersuchungen darzustellen, mit deren Hilfe sich das Ausmaß der Leitlinienimplementierung und damit deren Wirksamkeit auf die Versorgung abschätzen lässt. Neben der Auswertung von Routinedaten und gesonderten Erhebungen kommt solchen Studien eine besondere Bedeutung zu, die Probleme und Hindernisse bei der Umsetzung identifizieren (z. B. mit qualitativen Forschungsmethoden).

➢ Darüber hinaus werden insbesondere folgende Instrumente vorgeschlagen, die zukünftig in einer Leitlinie zur Tumorschmerztherapie stärker berücksichtigt werden sollen, um deren Akzeptanz und Umsetzung zu fördern:

• Modelle zur Koordinierung des Patientenmanagements und zur interdisziplinären Zusammenarbeit

• Fortbildungs- und Weiterbildungsmaßnahmen [5] auf der Grundlage der Leitlinie

• Ergänzung der Leitlinie durch Fallvignetten und Expertenkommentare zur Nutzung bei Trainingsmaßnahmen nach der Methode des problem-orientierten Lernens

• Materialien zur Aufklärung und Schulung von Patienten und deren Angehörigen

• Angabe von Versorgungsverträgen, die die Leitlinie berücksichtigen (z. B. Diabetes-Strukturvertrag [6])

• Kurzversionen und Flow-Charts für die tägliche Praxis

• Anleitungen zur Notfalltherapie

• Dokumentationsmodule / Verlaufsbögen zur Therapiekontrolle

➢ Es empfiehlt sich, Implementierungsinstrumente, die im Ausland genutzt werden, auf ihre Übertragbarkeit in das deutsche Versorgungssystem hin zu testen.

➢ Implementierungshilfen müssen auf spezielle Zielgruppen zugeschnitten werden. Die Kernaussagen der Leitlinie sollten ebenso wie Informationen über schmerztherapeutische Einrichtungen oder Beratungsstellen als Plastikkarte für den Schreibtisch oder als Broschüre für die Kitteltasche vorliegen. Geeignete Fragebögen wie die deutsche Version des Brief Pain Inventory (BPI) oder das minimale Dokumentationssystem für die Palliativstation (MIDOS) können angeboten werden, ebenso ein Schmerztagebuch für den Patienten.

➢ Eine kurze Informationsbroschüre für Patienten, die die Kernaussagen der Leitlinie enthält, sollte der Leitlinie beigelegt werden. Diese Informationsbroschüre sollte enthalten:

• Erklärungen zu Tumorschmerzen

• Kernaussagen der Leitlinien

• Typische Vorurteile und Barrieren und deren Gegenargumente

---

⁵ June Dahl, Chris Pasero. Next Steps to Improve Pain Management, Joint Commisssion Benchmark 4/2000: 8-9
⁶ Grüßer M, Röger C, Jörgens V. Therapieprogramme bei Diabetes mellitus Typ II, Erweiterte Diabetes -Vereinbarung. Dtsch. Ärztebl. 94: A-1756 - A-1757

- Adressen von Patientenorgansationen
- Beispielhafte Therapiepläne

➢ Wegen häufiger Missverständnisse und Vorbehalte gegenüber der Schmerztherapie - insbesondere der Versorgung mit Opiaten - ist die Schulung der Patienten von besonderer Bedeutung und sollte in den Behandlungsplan integriert werden.

Eine nationale Leitlinie zur Behandlung von Tumorschmerzen sollte das Thema auf verschiedenen Ebenen behandeln:

- Schulung von Fachpersonal
- Schulung des Patienten und der Familie
- Aufklärung / Schulung der Öffentlichkeit.

B.11. Literatur (Leitlinien)

1. Agency for Health Care Policy and Research: Management of cancer pain, 1994 (Clinical Practice Guideline; no. 9)
    http://text.nlm.nih.gov/ftrs/pick?dbName=capc&ftrsK=55240&cp=1&t=961078506&collect=ahcpr

2. American Pain Society: Principles of analgesic use in the treatment of acute pain and chronic cancer pain, 1999, 4 ed., 64 S.
    http://www.ampainsoc.org/pub/principles.htm

3. American Society of Anesthesiologists: Practice Guidelines for Cancer Pain Management. Anethesiology 1996, 84(5):1243-1257
    http://www.asahq.org/practice/cancer/cancer.html

4. Arzneimittelkommission der Deutschen Ärzteschaft: Empfehlungen zur Therapie von Tumorschmerzen, 2. Aufl., 2000. AVP-Sonderheft Therapieempfehlungen, 23 S. + Handlungsleitlinie (Kurzfassung) http://www.akdae.de

5. BC Cancer Agency: Pain control in cancer patients. In: Cancer management manual, 1998, 24 S. http://www.bccancer.bc.ca/cmm/pain-control/

6. Brundage MD, et al: Use of strontium89 in patients with endocrine-refractory carcinoma of the prostate metastatic to bone. Cancer Prev Control 1998, 2(2): 79-87
    http://hiru.mcmaster.ca/ccopgi/guidelines/gen/cpg3_6f.html

7. Deutsche Interdisziplinäre Vereinigung für Schmerztherapie: Leitlinien zur Tumorschmerztherapie, 1999. Tumordiagn. u. Ther. 20: 105-129

8. Schmerztherapie bei Tumorpatienten: ein Leitfaden. Eine gemeinsame Empfehlung der Tumorzentren, der Kassenärztlichen Vereinigungen und der Landesärztekammer Baden-Württemberg. Stuttgart: Ministerium für Arbeit, Gesundheit und Sozialordnung, 3. Aufl., 1994, 74 S.

9. Society of Nuclear Medicine: Procedure guideline for bone pain treatment. 1999, 26 S.
    http://www.snm.org/pdf/ther2.pdf

10. The Steering Committee on Clinical Practice Guidelines for the Care and Treatment of Breast Cancer. Canadian Society of Palliative Care Physicians. Canadian Association of Radiation Oncologists: The management of chronic pain in patients with breast cancer. CMAJ 1998, 10; 158 Suppl. 3: S.71-81
    http://www.cma.ca/cmaj/vol-158/issue-3/breastcpg/guide_10.pdf

11. WHO: Cancer pain relief and palliative care in children, 1998. 76 S. ISBN 92-4-154512-7

12. WHO: Cancer pain relief: With a guide to opioid availability, 1996. VI, 63 S. ISBN 92-4-154482-1

13. Scottish Intercollegiate Guidelines Network: Control of pain in patients with cancer, 2000. 79 S. ISBN 1-899893-17-2 inkl. Quick reference guide
    http://www.show.scot.nhs.uk/sign/clinical.htm

C. Hauptdokument

C.1. Einführung - Hintergrund und Ziele des Leitlinien-Clearingverfahrens

Bundesärztekammer, Kassenärztliche Bundesvereinigung, die Deutsche Krankenhausgesell-schaft und die Spitzenverbände der Gesetzlichen Krankenversicherungen (im folgenden „Partner" genannt) haben im Frühjahr 1999 eine Kooperation zur Förderung von Leitlinien im Gesundheitswesen beschlossen [7].

Die Partner sehen Leitlinien an als
- Hilfen für ärztliche Entscheidungsprozesse im Rahmen einer leistungsfähigen Versorgung der Patienten,
- als wesentliche Bestandteile von Qualitätssicherung und Qualitätsmanagement,
- als Instrumente zur Verbesserung der Versorgungsergebnisse, zur Minimierung von Be-handlungsrisiken und zur Erhöhung der Wirtschaftlichkeit,
- als Hilfen für die ärztliche Aus-, Weiter- und Fortbildung.

Zwischen den Partnern besteht Konsens über die Notwendigkeit eines institutionellen Ver-fahrens zur „Kritischen Bewertung von Leitlinien" (*sogenanntes „Leitlinien-Clearingverfahren"*).
- Ein solches Clearingverfahren zielt auf Transparenz, Praktikabilität, Wissenschaftlichkeit und Wirtschaftlichkeit im Bereich der Leitlinien.
- Es ist Voraussetzung für die Nutzung und Propagierung von Leitlinien in den Verantwor-tungsbereichen der Partner.

Die Partner beteiligen sich an einem Leitlinien-Clearingverfahren bei der Ärztlichen Zentral-stelle Qualitätssicherung (Gemeinsame Einrichtung von Bundesärztekammer und Kassen-ärztlicher Bundesvereinigung).
Die Partner arbeiten zugunsten des Clearingverfahrens zusammen im Rahmen der „Erweiter-ten Planungsgruppe" der Ärztlichen Zentralstelle Qualitätssicherung (= Steuergruppe des Clearingverfahrens).

Die Partner halten u.a. folgende Aufgaben für vorrangige Bestandteile des Leitlinien-Clearingverfahrens:
- Bewertung von wichtigen Leitlinien anhand vorab festgelegter Kriterien, ggf. Empfeh-lungen zur Verbesserung;
- Kennzeichnung der für gut befundenen Leitlinien;
- Monitoring des Fortschreibens von Leitlinien;
- Information über Leitlinien;
- Unterstützung bei der Verbreitung von Leitlinien;
- Koordination von Erfahrungsberichten über bewertete Leitlinien;
- Unterstützung bei der Evaluation von Leitlinien.

---

[7] Bundesärztekammer, Kassenärztliche Bundesvereinigung (1999), Das Leitlinien -Clearingverfahren - Ziele und Arbeitsplan. Dtsch Ärztebl 96: A-2105-2106

C.2. Methodik des Leitlinien-Clearingverfahrens

Der Ablauf des Clearingverfahrens ist standardisiert und wurde von der Steuergruppe des Clearingverfahrens beschlossen. Die einzelnen Arbeitsschritte sind in Abb. 1 und Tab. 1 dargestellt.

Abbildung 1: Arbeitsschritte des Leitlinien-Clearingverfahrens

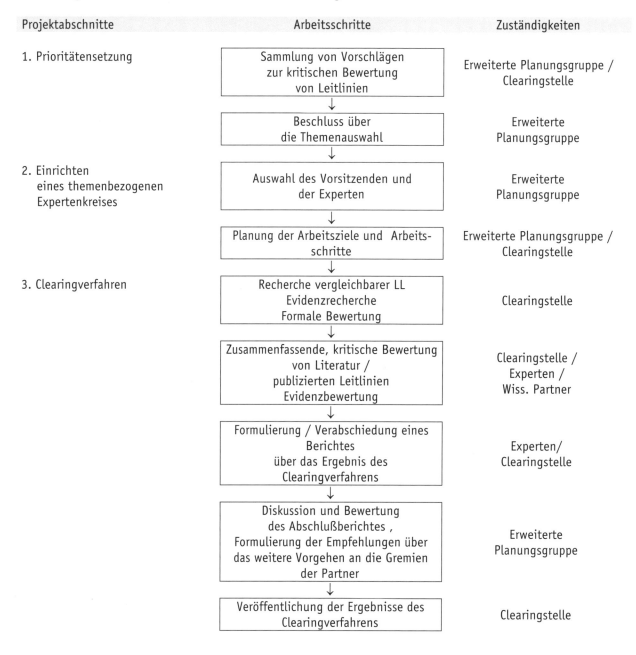

Tabelle 1: Durchführung des Leitlinien-Clearingverfahrens

Auswahl der Themenbereiche / Benennung der Experten	Beschreibung
Themenauswahl	Prioritätensetzung unter Berücksichtigung • der Bedeutung eines Gesundheitsproblems für den Einzelnen und die Bevölkerung, • der Existenz unangemessener Qualitätsunterschiede in der ärztlichen Betreuung, • der Möglichkeit einer Verbesserung der Versorgungsqualität
Auswahlkriterien für Expertenkreise	• LL-Nutzer (nicht LL-Ersteller) • Unabhängigkeit (Deklaration) • Ausgewogenheit hinsichtlich der relevanten Fachgebiete / Versorgungsbereiche
Recherche und Selektion von Leitlinien	Standardisiertes Verfahren • LL von überregionalem Charakter (keine institutionellen LL) • Recherchezeitraum: 10 Jahre • Literatur- und LL-Datenbanken • Sprachen: deutsch und englisch • Nur neueste Fassung bei mehreren Leitlinien eines Herausgebers • Formale Mindest-Anforderungen der Leitliniencheckliste erfüllt
Methodische Bewertung	• Checkliste Version 1.2 (99/00) • Erstellen eines Methodikabstracts • Erstellen einer Rangliste
Vorbereitung der inhaltlichen Bewertung	• Erstellen von deutschen LL-Zusammenfassungen • Synoptische Darstellung der verblindeten Reviews
Inhaltliche Bewertung durch Expertenkreise aus unabhängigen Leitliniennutzern und Methodikern	• Übereinstimmung / Unterschiede • Angemessenheit der Themenschwerpunkte • Angemessenheit der Empfehlungen • Angemessenheit der Korridore (Indikation / Kontraindikation)
Bericht über das Clearingverfahren	• Expertenkreis erstellt Bericht • Disk. des Berichts mit Leitlinien-Autoren • Steuergruppe des Clearingverfahrens verabschiedet Abschlußbericht über inhaltlichen Angemessenheit / method. Qualität der bewerteten Leitlinien
Veröffentlichung	• Veröffentlichung des Abschlußberichtes • Einstellen der *bewerteten* Leitlinien ins Internet (Abstracts, Bewertung)

C.2.1. Priorisierung von Leitlinienthemen

Auf der Grundlage eines Konzeptpapiers zur Priorisierung von Leitlinienthemen [8] einigten sich die Partner des Clearingverfahrens im Jahr 1999 auf die vorrangige Bearbeitung der Themenbereiche: „Hypertonie", „Tumorschmerz" und „Rückenschmerzen".

Dabei wurden folgende Kriterien für die Priorität von Leitlinienthemen berücksichtigt [9, 10, 11]:

- Gesundheitsproblem, für das eine wirksame Prävention oder Therapie wissenschaftlich belegt ist, mit deren Hilfe vorzeitige, vermeidbare Todesfälle oder hohe Morbidität, Behinderung oder eingeschränkte Lebensqualität reduziert werden können;
- Gesundheitsproblem, bei dem die als wirksam erkannten präventiven oder therapeutischen Maßnahmen mit klinisch relevanten, vermeidbaren Qualitätsunterschieden der Betreuungsergebnisse verbunden sind;
- iatrogene Gesundheitsprobleme mit signifikanten medizinischen oder ökonomischen Folgen;
- medizinische Betreuungsmaßnahmen mit hoher Varianz der klinischen Praxis, bei denen ein Fachkonsens notwendig und möglich erscheint;
- medizinische Betreuungsmaßnahmen mit hohem Kostenaufwand;
- Gesundheitsproblem bzw. Betreuungsmaßnahme, für welche die Entwicklung einer Konsensusleitlinie unter Berücksichtigung der wissenschaftlich-medizinischen Belege (Evidenz) möglich erscheint.

C.2.2. Instrumente des Clearingverfahrens

1. *"Systematische Literaturrecherche":* Die Recherche nationaler und internationaler Leitlinien sowie weiterer Literatur erfolgt nach standardisierter Vorgehensweise [12] in der Abteilung Dokumentation der ÄZQ.

2. *"Formale Bewertung von Leitlinien":* Die formale Leitlinienbewertung erfolgt - in Analogie zu ähnlichen publizierten Verfahren [13, 14] - unter Bezug auf die „Beurteilungskriterien für Leitlinien von BÄK und KBV" [15] - siehe Anhang 1: Beurteilungskriterien für Leitlinien in der medizinischen Versorgung - mit Hilfe der „Checkliste zur Beurteilung von Leitlinien" [16] - siehe Anhang 2: Checkliste Methodische Qualität von Leitlinien (Version 8/99) - durch die Mitarbeiter der Clearingstelle bei der ÄZQ. Das Bewertungsverfahren erfolgt nach einem vom Expertenkreis Leitlinien der ÄZQ erarbeiteten Vorschlag - siehe Anhang 3.

---

[8] Ärztliche Zentralstelle Qualitätssicherung (1999) Prioritäre Gesundheits - oder Versorgungsprobleme als Themen internationaler Leitlinien-Programme - Vorschlag der Leitlinien-Clearingstelle zur Bewertung von Leitlinien gemäß § 3 des Vertrages über die Beteiligung an einem Leitlinien-Clearingverfahren. Köln. http://www.leitlinien.de

[9] Helou A, Perleth M., Schwartz FW (2000) Prioritätensetzung bei der Entwicklung von Leitlinien. ZaeFQ, in Druck

[10] Field MJ (ed.). Setting priorities for clinical practice guidelines. National Academy Press, Washington D.C., 1995

[11] Battista RN, Hodge MJ. Setting priorities and selecting topics for clinical practice guidelines. Can Med Assoc J 1995; 153: 1233 -1237

[12] Dirk Bassler, Gerd Antes. Wie erhalte ich Antworten auf meine Fragen? In: R.Kunz, G. Ollenschläger , H.H.R aspe, G.Jonitz, F.-W.Kolkmann. Lehrbuch der Evidenzbasierten Medizin. Köln, Deutscher Ärzteverlag 2000

[13] Cluzeau F, Littlejohns P, Grimshaw J, Feder G, Moran S (1999) Development and application of a generic methodology to assess the quality of clinical guidelines. International Journal for Quality in Health Care 11:21-28.

[14] Shaneyfelt TM, Mayo-Smith MF, Rothwangl J (1999) Are guidelines following guidelines ? The methodological quality of clinical practice guidelines in the peer-reviewed literature. JAMA 281: 1900-1905

[15] Bundesärztekammer, Kassenärztliche Bundesvereinigung (1997) Beurteilungskriterien für Leitlinien in der medizinischen Verso rgung. Dtsch Ärztebl 94: A2154-2155,B-1622-1623, C-1754-1755, http://www.leitlinien.de

[16] Ärztliche Zentralstelle Qualitätssicherung (1998) Checkliste "Methodische Qualität von Leitlinien. Dtsch Ärztebl 95: A -2576—2578, C-1838-1840; http://www.leitlinien.de

3. *"Inhaltliche Bewertung von Leitlinien"*: Die inhaltliche Angemessenheit von Leitlinien lässt sich nicht formal, sondern nur durch Fachexpertise bewerten. Das Clearingverfahren sieht zu diesem Zweck Diskussionen in Fokusgruppen (sogenannte "Expertenkreise") vor, die von erfahrenen Moderatoren unterstützt werden [17]. Die Zusammensetzung der Fokusgruppe berücksichtigt folgende Kriterien

- Ausgewogenheit der Zusammensetzung hinsichtlich der vertretenen Disziplinen
- vorrangig Experten aus Praxis und Klinik, die Leitlinien nutzen
- Ausschluss von Experten, die zum Zeitpunkt der Benennung selbst an einer Arbeitsgruppe zur Erstellung von Leitlinien beteiligt sind
- Unabhängigkeit der Experten (formale Deklaration)
- zahlenmäßige Begrenzung der Gruppe.

C.2.3. Inhaltliche Angemessenheit von Leitlinien

Im Gegensatz zur technischen Qualität kann die Angemessenheit der Inhalte nicht formal, sondern nur mittels Expertise im Form eines Peer-Review-Verfahrens überprüft werden.
Zu diesem Zweck sieht das Clearingverfahren die Einrichtung von Expertengruppen aus Leitlinienanwendern und Methodikern vor (z. B. Klin. Pharmakologen, Epidemiologen, Gesundheitsökonomen), die diese Arbeit übernehmen und feststellen, ob eine Leitlinie bzw. deren Einzelempfehlungen für unser Gesundheitssystem inhaltlich angemessen oder unangemessen erscheint.

Eine Angemessenheitserklärung könnte theoretisch auch abgegeben werden, wenn ein externer Peer-Review vorliegt und dessen Methode, Inhalte und Konsequenzen offengelegt werden.
Die Offenlegung der den Leitlinien-Statements zugrunde liegenden Evidenzgrade und der zugehörigen Originalliteratur ist anzustreben. Dies kann geschehen durch (a) Einstellen der zugrundeliegenden Originalliteratur ins Internet, (b) Zugänglichmachung der Originalliteratur auf Anfrage der Expertengruppen.

C.2.4. Praktikabilität einer Leitlinie

Ein weiterer Qualitätsfaktor, vor allem für Institutionen, die an einer Implementierung interessiert sind, ist die Darlegung der Methoden, Ergebnisse und Konsequenzen eines Pilotversuchs. Hierzu sind verschiedene Studienformen denkbar, wobei – im Hinblick auf die Verallgemeinerung der Studienergebnisse – in Anlehnung an die Evidenz-Bewertung klinischer Studien nach Grad I-IV zu unterscheiden wäre.

C.2.5. Darlegung der Qualitätsprüfung

Aus den unter A-C dargestellten Analysen kann nicht eine einzige zertifizierte Leitlinie resultieren. Vielmehr muss der potentielle Nutzer von Leitlinien Informationen darüber erhalten, in welchem Ausmaß eine Leitlinie im Kontext aller bekannten Leitlinien die Qualitätskriterien "Technische Qualität", "Angemessenheit", "Praktikabilität" erfüllt.
Die Darlegung erfolgt in der dargestellten Weise, die dann als Ergebnis des Clearingverfahrens ins Internet eingestellt wird (inklusive strukturierter Abstract für jede Leitlinie - siehe Anhang 6)

---

[17] Mayer J, Piterman L. The attitudes of Australian GPs to evidence-based medicine: a focus group study. *Fam Pract* 1999 16:627-32

C.2.6. Begründung zur Vorgehensweise bei der Bewertung von Leitlinien

Ziele des Clearingverfahrens sind Analyse, Bewertung und Darlegung der Qualität von Leitlinien. Qualitätskriterien für potentielle Nutzer von Leitlinien sind

- Formale (=technische) Qualität der Leitlinie
- Angemessenheit der Inhalte
- Praktikabilität.

Die vorgeschlagene Vorgehensweise zielt auf differenzierte Darlegung dieser Kriterien, und zwar in Form des Vergleichs verschiedener Leitlinien zu einem Themenbereich.

Auf diese Weise kann sich der potentielle Nutzer über die einzelnen Aspekte einer Leitlinie bzw. der Begleitpapiere informieren. Er kann sich die Leitlinien heraussuchen, die ihm für seine individuelle Fragestellung geeignet erscheinen. Ein reines Zertifizierungsverfahren von Leitlinien auf der Grundlage eines aus den verschiedenen Qualitätsindikatoren verdichteten "Gesamt-Scores" kann diese für die Arbeit mit Leitlinien notwendige Transparenz nicht vermitteln.

Das vorgeschlagene Verfahren erlaubt es weiterhin, auf nationaler Ebene die Weiter- oder Neuentwicklung einer Leitlinie zu initiieren, indem der Expertenkreis des Clearingverfahrens ein Gutachten darüber abgibt, welche Leitlinie aus welchem Grunde als Vorbild für eine neue Leitlinie herangezogen werden sollte. Des Weiteren ermöglicht die differenzierte Darstellung, Empfehlungen an die Bundesausschüsse und anderen Gremien der Selbstverwaltung bezüglich der Auswahl bestimmter Bausteine einzelner Leitlinien zu Steuerungszwecken auszusprechen.

C.3. Methodik des Clearingverfahrens - Themenbereich Tumorschmerz

C.3.1. Literaturrecherche

Allgemeine Strategie
Recherche mit folgenden Form-Schlagwörtern:
-Guideline/s, -Practice Guideline/s, -Leitlinie/n, -Recommendation/s, -Consensus state-
ment/s, -Standard/s, -Empfehlung/en, -Richtlinie/n
Recherche mit folgenden Themen-Schlagwörtern:
-Cancer pain, -Tumorschmerzen, –therapy, –Therapie, –treatment, –Behandlung, –
management
Sprache: deutsch, englisch, niederländisch, französisch
Recherchezeitraum: 1990-1999

Strategie (Medline/HealthStar via NLM)
1. cancer pain (Freitext)
2. therapy (Freitext)
3. management (Freitext)
4. treatment (Freitext)
5. guideline [publication type] or practice guideline [publication type]
6. 1 and 2 and 5
7. 1 and 3 and 5
8. 1 and 4 and 5

Anmerkung: Freitext (Suche in all fields) schließt die Suche in Titel, Abstract und MeSH
Term (Medical Subject Heading) ein, Einschränkung mit la=language nicht notwendig, da
die meisten Treffer in o.g. Sprache sind; Eingabe von „guideline" oder „practice guideline"
ergibt zu viele ungenaue Treffer, Suche nach [publication type] erweist sich als präziser.

Strategie (Embase/SciSearch via DIMDI)
1. cancer pain (Freitext)
2. therapy (Freitext)
3. management (Freitext)
4. treatment (Freitext)
5. practice/guideline(s)/ct
6. 1 and 2 and 5
7. 1 and 3 and 5
8. 1 and 4 and 5

Anmerkung: Freitext=Suche in all fields, Einschränkung mit practi-
ce/guideline(s)/ct=controlled term, da im dt=documentation type nicht vorhanden. Einschränkung mit la=language nicht notwendig, da die meisten Treffer in o.g. Sprache sind;
Eingabe von „guideline" oder „practice guideline" ergeben zu viele ungenaue Treffer, Suche
nach ct=practice/guideline(s)/ct erweist sich als präziser.

Strategie in Leitlinien-Datenbanken
1. cancer pain
2. management or therapy or treatment
3. guideline or recommendation or consensus statement or standard
4. 1 and 2
5. 1 and 2 and 3

Anmerkung: Strategie richtet sich nach dem Aufbau der Datenbank.

C.3.2. Formale Leitlinienbewertung

Die Bewertung erfolgte durch zwei unabhängig voneinander arbeitende Reviewer (Arzt für Innere Medizin und Arzt für Anästhesie) unter Berücksichtigung der oben angegebenen Methodik.

Die in die Endbewertung aufgenommenen Leitlinien wurden in Form von standardisierten Abstracts deskriptiv dargestellt (siehe Anhang 6).

Die Abstract-Form orientiert sich an der Checkliste „Methodische Qualität von Leitlinien". Die Antwortkriterien „ja" wurden inhaltlich von den Reviewern begründet.

Die numerischen Bewertungsergebnisse (Anzahl der mit „ja" beantworteten Fragen - siehe Anhang 3) werden synoptisch dargestellt (siehe: C.5. Ergebnisse – Formale Bewertung).

C.3.3. Beschreibung der Fokusgruppen-Arbeit

Tabelle 2: Zusammensetzung des Expertenkreises Tumorschmerz

Fachbereich / Aufgabe	Name
Anästhesiologie / ambulante Schmerztherapie	Dr. med. Dietrich Jungck Hamburg
Anästhesiologie / ambulante und stationäre Schmerztherapie / invasive Verfahren	Dr. med. Ulrich Hankemeier Ev. Johannes-Krankenhaus Klinik für Anästhesiologie, Intensiv- und Schmerztherapie Bielefeld
Anästhesiologie / Schmerzambulanz	Dr. med. Lothar Sause Diakoniekrankenhaus Rothenburg (Wümme) Institut für Anästhesie und operative Intensivmedizin Rothenburg
Anästhesiologie / Schmerzambulanz (Verzahnung ambulant / stationär)	PD Dr. med. Lukas Radbruch Universität zu Köln Klinik und Poliklinik für Anästhesiologie und operative Intensivmedizin Köln
Innere Medizin/ ambulante Versorgung	Dr. med. Michael Schwalb Leverkusen
Pharmakologie	Prof. Dr. med. Uwe Fuhr Universität zu Köln Institut für Pharmakologie Köln
Neurologie / Verhaltensmedizin	Prof. Dr. med. Hartmut Göbel Neurologisch-verhaltensmedizinische Schmerzklinik Kiel
Moderation	Prof. Dr. med. Johannes Köbberling Kliniken St. Antonius Wuppertal
Geschäftsführung / Redaktion	Hanna Kirchner (Fachärztin für Anästhesie) Ärztliche Zentralstelle Qualitätssicherung Köln

Vorbereitung und Ablauf der Fokusgruppen-Arbeit

Zur inhaltlichen Vorbereitung wurden den Experten mehrere Wochen vor der ersten Zusammenkunft folgende Unterlagen auf CD-ROM zur Verfügung gestellt:
- ➢ Darstellung der Verfahrensmethodik,
- ➢ Ergebnisse der Literaturrecherche,
- ➢ Ergebnisse der formalen (technischen) Leitlinienbewertung,
- ➢ Zusammenstellung der Abstracts der bewerteten Leitlinien,
- ➢ bewertete Leitlinien im Volltext - inkl. Internet-Adressen für ergänzende Informationen zu den Leitlinien.

Zusätzlich erhielten die Experten synoptische Darstellungen der inhaltlichen Schwerpunkte und Inhaltsangaben der jeweiligen Schwerpunkte für alle Leitlinien.

Anhand dieser Synopsen erfolgten mehrere strukturierte Diskussionsrunden am 11.02.2000, 20.03.2000 sowie am 16.06.2000. Auf der Grundlage der Protokolle entwickelten die Experten in mehreren Diskussionsrunden bis zum 2.10.2000 den nachfolgenden Abschnitt "Inhaltliche Bewertung von Tumorschmerzleitlinien - Ergebnisse". Die Redaktion und Einarbeitung erfolgten durch die Geschäftsführung. Der fertiggestellte Entwurf wurde von den Experten gegengelesen und korrigiert.

C.4. Ergebnisse - Leitlinienrecherche Tumorschmerz

Unter Nutzung der oben dargestellten Methodik wurden insgesamt 347 Publikationen gefunden.

Nach Bereinigung (Dubletten, unkorrekte Verschlagwortung) wurden 104 Zitate in Abstract-Form einzeln gesichtet. Hiervon handelte es sich bei 21 Dokumente um Leitlinien.

Unter Berücksichtigung der folgenden Kriterien

- Tumorschmerz allgemein,
- Sprachen: deutsch, englisch
- überregionale Leitlinien
- aktuellste Version bei mehreren LL eines Herausgebers
- aktuellste verwendete Originalliteratur nach 1990

wurden primär 11 Leitlinien in die Endbewertung aufgenommen.

Im Verlauf des Verfahrens wurden durch den Expertenkreis drei weitere Leitlinien mit in das Verfahren aufgenommen. Bei einer dieser Leitlinien handelte es sich um die aktualisierte Fassung einer schon bestehenden Leitlinie, die daraufhin durch die aktuelle Version ersetzt wurde - somit wurden schlussendlich 13 Leitlinien bewertet und berücksichtigt.

C.5. Ergebnisse - Formale Bewertung

Die Ergebnisse der formalen Leitlinienbewertung - unter Nutzung der oben angegebenen Methodik - sind ausführlich im Anhang dargestellt.
Eine vergleichende Zusammenstellung findet sich ebenfalls im Anhang.

Entsprechend der Form der Leitlinien-Checkliste sind die mit „ja" beantworteten Fragen zu den Faktoren "Qualität der Leitlinienentwicklung", "Qualität von Inhalt und Format", "Qualität von Anwendung und Implementierung" getrennt dargestellt.

Dabei fällt auf, dass sich die bewerteten Leitlinien vor allen in den Faktoren "Entwicklung" und "Anwendung und Implementierung" voneinander unterscheiden, während sie im Bereich Inhalt und Format weitgehend formal ähnlich sind.

Die besten Leitlinien stimmen darin überein, dass

- die einzelnen Empfehlungen mit klassifizierter Evidenz verknüpft sind und
- sich zu dem Bereich "Implementierung und Anwendung" äußern.

Entsprechend häufig wurden bei der inhaltlichen Leitlinienbewertung gerade diese Leitlinien als beispielhaft genannt (siehe Kapitel " Ergebnisse - Inhaltliche Anforderungen an "Tumorschmerzleitlinien").

Tabelle 3: Ergebnisse der formalen Bewertung der recherchierten Tumorschmerzleitlinien (zur ausführlichen Darstellung der formalen Bewertung siehe Anlage 6)

Ranking	Land	Autor /Jahr	Lit. Zitate	1. Entwg. 17 Pkt.	2. Format 17 Pkt.	3. Anw. 6 Pkt.	Belege
TST Fin 01	D	AkdÄ / 2000	123	15 (LI/EB)	15	3 (QI/QP/PV)	WWW Lit.
TST Fin 02	USA	AHCPR / 1994	527	13 (LI/EB)	16	4 (QI/QP/PV/TR)	WWW Lit.
TST Fin 03	GB	SIGN / 2000	216	14 (LI/EB)	14	3	WWW Lit.
TST Fin 04	Can	CMA / 1998	88	13 (LI/EB)	13	2 (QI)	Lit.
TST Fin 05	USA	ASA / 1996	(52)	12	13	2	Lit.
TST Fin 06	USA	SNM /1999	13	11	15	1 (QI)	WWW Lit.
TST Fin 07	USA	CCOPGI / 1999	13	13 (LI)	11	2	WWW Lit.
TST Fin 08	WHO	WHO child / 1998	41	6 (Lit)	15	4 (QI/TR)	Lit
TST Fin 09	WHO	WHO / 1996	14	5	16	4 (QI/QP)	Lit.
TST Fin 10	USA	APS / 1999	138	7	15	2 (QI/QP/TR)	Lit.
TST Fin 11	D	Minist. / 1994	0	4	15	5 (QI)	Lit.
TST Fin 12	D	DIVS	0	5	15	3	Lit.
TST Fin 13	Can	BCCAA / 1998	2	6	12	1	WWW Lit.

Kommentare:

LI	Verknüpfung: Empfehlungen / Literatur
EB	Verknüpfung: Empfehlungen / klassifizierte Evidenz
QI	LL nennt Qualitätsindikatoren
QP	Praxistest wurde durchgeführt
PV	LL liegt in Patientenversion vor
TR	LL ist Grundlage für Trainingsmaßnahmen
WWW	Evidenzen der Leitlinie ins Internet eingestellt
Lit	Literaturliste liegt vor

C.6. Ergebnisse - Inhaltliche Anforderungen an Tumorschmerzleitlinien

C.6.1. Zusammenfassung der Expertendiskussionen

Der Expertenkreis definierte seine Aufgabenstellung wie folgt:
- Überprüfung und gegebenenfalls Korrektur der von der Clearingstelle recherchierten Leitlinien, ihrer Auswahl und Bewertung
- Beurteilung der inhaltlichen Empfehlungen der einzelnen Leitlinien unter Berücksichtigung des deutschen Gesundheitssystems
- Benennung einer oder mehrerer vorbildlicher Tumorschmerzleitlinien
- Entwicklung einer Empfehlung für Struktur und Inhalte einer nationalen "Musterleitlinie Tumorschmerz". Dabei wird auf die recherchierten Leitlinien Bezug genommen. Die Empfehlungen werden anhand beispielhafter Textbausteine aus diesen Leitlinien konkretisiert
- Evtl. Begutachtung künftiger deutscher Leitlinien, die in Anlehnung an die Musterleitlinie erstellt werden, durch den Expertenkreis (nach entsprechender Beauftragung durch die Träger des Clearingverfahrens).

Der Expertenkreis legt Wert auf die Feststellung, dass der vorliegende Leitlinienbericht die inhaltliche Angemessenheit von Tumorschmerzleitlinien aus der Sicht praktizierender stationär und ambulant tätiger Ärzte darlegen soll. Er ist zu verstehen als Empfehlung darüber, wo in Tumorschmerzleitlinien künftig inhaltliche Schwerpunkte zu setzen sind, um die Qualität der Versorgung von Menschen mit Tumorschmerz in Deutschland zu verbessern.

Die Empfehlungen des Berichtes richten sich an
- Ersteller und Herausgeber von Leitlinien
- Steuergremien der Selbstverwaltung
- Nutzer von Leitlinien (z. B. Qualitätszirkel, Kliniken, usw.).

Der Bericht soll einen Überblick über die Vielzahl und die unterschiedlichen Aspekte der aktuellen Tumorschmerzleitlinien aus den deutschen und englischen Sprachräumen geben. Er kann - nach Meinung der Experten - Anregungen zur Nutzung der 13 in die endgültige formale Beurteilung aufgenommenen Leitlinien geben. Insbesondere ist hier auch an Gruppen praktizierender Ärztinnen und Ärzte gedacht, die für ihren eigenen Verantwortungsbereich interne Handlungsempfehlungen auf der Grundlage guter nationaler Leitlinien entwickeln sollen.

- Unter der Vielzahl der aktuellen, überregionalen, deutsch- und englischsprachigen Leitlinien zum Thema Tumorschmerz stellen die in diesem Bericht beschriebenen Leitlinien die formal und inhaltlich derzeit besten Leitlinien dar.

- Allerdings konnte keine Leitlinie identifiziert werden, die vollständig der Vorstellung der Experten hinsichtlich einer evidenzbasierten und praktikablen Leitlinie entspricht.

- Aus diesem Grund entschloss sich der Expertenkreis dazu, Empfehlungen für Struktur und Inhalte einer nationalen Leitlinie Tumorschmerz zu formulieren, die nachfolgend dargestellt werden. Dabei wird auf die recherchierten Leitlinien Bezug genommen. Die Empfehlungen werden anhand beispielhafter Textbausteine aus diesen Leitlinien illustriert. Für die Auswahl der Beispiele waren verschiedene Gründe (formale und inhaltliche) ausschlaggebend. Diese sind jeweils im Zusammenhang mit dem konkreten Beispiel aufgeführt.

C.6.2. Vorschläge zur Struktur einer nationalen Leitlinie "Tumorschmerz"

1. Eine nationale Leitlinie "Tumorschmerz" sollte die Perspektiven verschiedener Anwendergruppen berücksichtigen.
   Dabei sind allgemeine, berufsgruppenübergreifende Empfehlungen zum Tumorschmerz-Management identisch darzustellen. Die fachspezifischen, insbesondere strukturellen Aspekte (z. B. hausärztliche versus spezialisierte Versorgung) sind gesondert darzustellen, und zwar unter Nennung von Schnittstellenkriterien.

2. Eine nationale Leitlinie "Tumorschmerz" sollte in verschiedenen verbraucherorientierten Formaten erscheinen.
   In einer Kurzfassung (Praxishilfe) mit den wesentlichen „To Do´s" sollten die Inhalte so fokussiert wie möglich dargestellt werden. Daneben muss eine umfangreiche Langfassung erstellt werden, aus der die ausführliche Begründung für die genannten therapeutischen und diagnostischen Empfehlungen hervorgeht. Die Langform sollte darüber hinaus auch konkrete Aussagen zu erwiesenermaßen unwirksamen Therapiemöglichkeiten, Interventionen von nicht erwiesenem Nutzen und obsoleten Verfahren machen. Als dritte Form wird vorgeschlagen, die Schlüsselempfehlungen von Leitlinien inklusive Kommentierungen und Evidenzbelegen in Form von Fachzeitschriftenartikeln zu publizieren. Neben den arztorientierten Formaten sind Patientenversionen und Versionen für Fachberufe im Gesundheitswesen vorzusehen. In einigen Bereichen fehlen Evidenzbelege weitgehend, auch aus ethischen Gründen liegen für manche Fragestellungen keine Studien höherer Evidenzgrade vor.

3. Hinsichtlich der Aktualität von Tumorschmerzleitlinien ist zu beachten, dass bei diesem Themenbereich ein besonders kurzes Verfallsdatum vorauszusehen ist. Die Herausgeber bzw. Autoren von Leitlinien sind - unter Nutzung moderner Methoden des Informationsmanagements - zur Organisation eines Aktualisierungsdienstes (Vorschlag des Expertenkreises Tumorschmerz: regelmäßiges Updating der Leitlinieninhalte im Abstand von 2 Jahren) für ihre Leitlinien zu verpflichten.

4. Bezüglich der Erstellung und des Formates von Leitlinien wird den Autoren bzw. Herausgebern von Tumorschmerzleitlinien empfohlen, sich an den methodischen Vorgaben des Clearingverfahrens - und damit an den internationalen Standards für evidenzbasierte Leitlinien - zur orientieren. Im Folgenden sind die verschiedenen Evidenz-Klassifizierungen, die in den bewerteten Leitlinien verwendet werden, aufgeführt (siehe Tab. 4, 5 und 6).

Tabelle 4: Bewertungssystem der Agency for Health Care Policy [18] and Research für Studien und Empfehlungen

Type of evidence

I. Evidence from meta-analysis of multiple, well-designed controlled studies
   a. Studies of patients with cancer.
   b. Studies of other clinical populations.
II. Evidence from at least one well-designed experimental study.
   a. Studies of patients with cancer.
   b. Studies of other clinical populations.
III. Evidence from well-designed, quasiexperimental studies such as nonrandomized controlled, single group pre-post, cohort, time series, or matched case-controlled studies.
   a. Studies of patients with cancer.
   b. Studies of other clinical populations.
IV. Evidence from well-designed nonexperimental studies, such as comparative and correlational descriptive and case studies.
   a. Studies of patients with cancer.
   b. Studies of other clinical populations.
V. Evidence from Case reports and clinical examples.
   a. Studies of patients with cancer.
   b. Studies of other clinical populations.

Strength and consistency of evidence

A. There is evidence of type I or consistent findings from multiple studies of types II, III, or IV.
B. There is evidence of types II, III, or IV, and findings are generally consistent.
C. There is evidence of types II, III, or IV, but findings are inconsistent.
D. There is little or no evidence, or there is type V evidence only.

Panel Consensus - Practice recommended on the basis of opinion of experts in pain management.

---

[18] Agency for Health Care Policy and Research: Management of cancer pain (Clinical Practice Guideline, No. 9), 1994, AHCPR Publication No 94-0592

Tabelle 5: Bewertungssystem der Arzneimittelkommission der Deutschen Ärzteschaft [19]

Kategorien zur Evidenz

 Aussage (z. B. zur Wirksamkeit) wird gestützt durch mehrere adäquate, valide klinische Studien (z. B. randomisierte klinische Studie) bzw. durch eine oder mehrere valide Metaanalysen oder systematische Reviews. Positive Aussage gut belegt.

 Aussage (z. B. zur Wirksamkeit) wird gestützt durch zumindest eine adäquate, valide klinische Studie (z. B. randomisierte klinische Studie). Positive Aussage belegt.

 Negative Aussage (z. B. zur Wirksamkeit) wird gestützt durch eine oder mehrere adäquate, valide klinische Studien (z. B. randomisierte klinische Studie), durch eine oder mehrere Metaanalysen bzw. systematische Reviews. Negative Aussage gut belegt.

 Es liegen keine sicheren Studienergebnisse vor, die eine günstige oder schädigende Wirkung belegen. Dies kann begründet sein durch das Fehlen adäquater Studien, aber auch durch das Vorliegen mehrerer, aber widersprüchlicher Studienergebnisse.

Tabelle 6: Bewertungssystem der Canadian Medical Association [20]

Levels of evidence

The evidence cited in the guidelines has been classified as accurately as possible into 5 levels.

Level I evidence is based on randomized, controlled trials (or meta-analysis of such trials) of adequate size to ensure a low risk of incorporating false-positive or false-negative results.

Level II evidence is based on randomized, controlled trials that are too small to provide level I evidence. These may show either positive trends that are not statistically significant or no trends and are associated with a high risk of false-negative results.

Level III evidence is based on nonrandomized, controlled or cohort studies, case series, case-controlled studies or cross-sectional studies.

Level IV evidence is based on the opinion of respected authorities or that of expert committees as indicated in published consensus conferences or guidelines.

Level V evidence expresses the opinion of those individuals who have written and reviewed these guidelines, based on their experience, knowledge of the relevant literature and discussion with their peers.

---

[19] Arzneimittelkommission der Deutschen Ärzteschaft: Therapieempfehlungen zur Therapie von Tumorschmerzen. AVP-Sonderheft, 2. Auflage April 2000

[20] The Steering Committee on Clinical Practice Guidelines for the Care and Treatment of Breast Cancer. Canadian Society of Palliative Care Physicians. Canadian Association of Radiation Oncologists: The management of chronic pain in patients with breast cancer. CMAJ 1998, 10; 158 Suppl. 3: S. 71-81

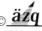

5. Die Orientierung an Evidenz setzt voraus, dass diese **vollständig** berücksichtigt wird; wie bei einer systematischen Übersichtsarbeit beinhaltet dies eine explizite Suchstrategie und Diskussion einschlägiger Arbeiten. Dies muss von den Leitlinien-Autoren geleistet werden; alternativ kann auf systematische Übersichtsarbeiten bzw. Meta-Analysen zurückgegriffen werden, die diesen Ansprüchen genügen [21].

Beispiel 1: Suchstrategie zur Erstellung evidenzbasierter Leitlinien [19]

(aus der Leitlinie Therapieempfehlung Tumorschmerzen der AkdÄ, S. 20-21)

9. Identifizierung und Interpretation der Evidenz

Am Anfang aller Überlegungen zur Evidenzermittlung für eine Therapieempfehlung steht die klinische Fragestellung, für welche therapeutisch relevanten Aussagen die Darstellung des Belegtheitsgrades anhand der Literatur wünschenswert bzw. erforderlich erscheint. Es folgt eine Literaturrecherche, die abhängig vom Gegenstand einen extensiven oder auch nur ergänzenden Charakter z. B. dann trägt, wenn, wie bei den Therapieempfehlungen der Arzneimittelkommission üblich, ausgewiesene Spezialisten bereits über einen hinreichenden Fundus verfügen. Die Recherchen werden mit Datenbanken, wie z. B. Medline, Cochrane Library, Drugdex, durchgeführt, enthalten aber auch Suchen in den Internetangeboten z. B. der AHCPR, der Canadian Medical Association, des Scottish Intercollegiate Guidelines Network, des New Zealand Guidelines Project sowie in den Internetseiten der nationalen und internationalen wissenschaftlichen Fachgesellschaften. Gegenstand der Suche sind in der Regel publizierte randomisierte kontrollierte Studien, Metaanalysen, systematische Reviews, ggf. auch als Bestandteil bereits existierender Leitlinien. Die Rechercheergebnisse werden nach Ein- und Ausschlusskriterien selektiert, die sich von der speziellen Fragestellung ableiten. Die Bewertung der Studien hat allgemein-gültigen biometrischen Anforderungen, wie z. B. Eignung der Hauptzielkriterien für die Aussage, hinreichende Fallzahl, Repräsentativität der Studienpopulation, relevante Dosierungen, Signifikanz des Ergebnisses, Rechnung zu tragen, muss aber erforderlichenfalls auch den Besonderheiten der Arzneimittelprüfung bei bestimmten Erkrankungen gerecht werden (s. z. B. Empfehlungen der CPMP-Guidelines für die Demenz). Systematische Fehler sind prinzipiell auf der Ebene der Informationsselektion und -bewertung möglich. Es wird versucht, ihr Auftreten durch Sorgfalt bei der Recherche und interpersonellen Abgleich bei der Bewertung zu minimieren. Der Belegtheitsgrad wird anhand von vier Stufen kategorisiert. Die Aussagen zur Evidenz müssen prioritär in die entsprechenden therapeutischen Überlegungen einbezogen werden, sind aber nur ein – wenn auch sehr bedeutsames – Instrument im Konzert der therapeutischen Entscheidung.

Die Limitierung evidenzbasierter Klassifizierungen zeigt sich in Situationen, in denen keine oder nur unzureichende klinische Studien vorhanden sind, z. T. weil der Durchführung, wie beispielsweise bei der Tumorschmerztherapie, verständliche ethische Bedenken entgegenstehen.

---

[21] Oxman AD, Cook DJ, Guyatt GH for the Evidence-Based Medicine Working Group. How to Use an Overview. Users' Guides to the Medical Literature. JAMA 1994;272:1367-70.

C.7. Vorschläge zu Inhalten einer nationalen Leitlinie "Tumorschmerz"

Die nachfolgenden Vorschläge zu inhaltlichen Schwerpunkten einer nationalen Leitlinie Tumorschmerz resultieren aus

- den eigenen Erfahrungen der Experten in der ambulanten und stationären Versorgung
- dem aktuellen epidemiologischen bzw. klinischen Wissensstand zur Diagnostik und Therapie des Tumorschmerzes
- den vielfach übereinstimmenden Themenbereichen der bewerteten Leitlinien.

Tabelle 7: Inhaltliche Schwerpunkte einer nationalen Leitlinie „Tumorschmerz"

- Zielgruppe und Epidemiologie
- Schmerzursachen / Klassifikation
- Indikation
- Therapieziel
- Diagnostik und Schmerzevaluation
- Grundsätze der Behandlungsstrategien
- Therapie
  - Pharmakotherapie
  - Nichtmedikamentöse Therapie
  - Besondere Patientengruppen
  - Therapiekontrolle / Monitoring / Qualitätssicherung
- Ethische Aspekte
- Strukturelle Aspekte
- Implementierung

Der Expertenkreis ist der Überzeugung, dass mit Hilfe der in Tab. 7 und 8 genannten Leitlinien und Themenschwerpunkte die aktuellen deutschsprachigen Tumorschmerzleitlinien kurzfristig und mit überschaubarem Aufwand weiterentwickelt werden können.

Tabelle 8: Zusammenfassung der Bewertungs-Ergebnisse

(Vorschläge für die inhaltlichen Eckpunkte einer nationalen Tumorschmerzleitlinie und Querverweise zu den im Bericht dokumentierten beispielhaften Textbausteinen der bewerteten Leitlinien)

Leitlinien	AHCPR USA 1994	AkdÄ D 2000	SIGN GB 2000	CMA Can 1998	ASA USA 1996	SNM USA 1999	CCOPI USA 1999	WHO 1996	WHO (Child) 1998	APS USA 1999	DIVS D 1999	Minist D 1994	BCCA Can 1998
Inh. Eckpunkte.													
Zielgruppe Epidemiologie	5	7					3						
Ursachen/ Klassifikation								6, 8					
Indikation		11							10				
Therapieziel	13												
Diagnostik/ Evaluation	15,16 17	14											
Grundsätze Behandlungsstrategie			22						21		19, 23		
Therapie		24											
Pharmakotherapie	38	26,27, 31, 32 33, 35 36,40 43										41, 42	
Nichtmedikament Therapie	47, 48		45, 46								44		
Besondere Patientengruppen	50										51		
Therapie-Kontrolle / Monitoring / QS	54, 57, 60	55,5 8,59										56	
Ethische Aspekte													
Strukturelle Aspekte											23		
Implentierung	66 69 71	66	72					64	68,73	70		62	
EbM-Leitlinie / Literatur	EB	EB	EB	EB			LI		LI				
1. Entwicklung	13	15	14	13	12	11	13	5	7	7	5	4	6
2. Darstellung	16	15	14	13	13	15	11	16	14	15	15	14	12
3. Praxis	4	3	3	2	2	1	2	4	4	2	3	5	1
Form - gesamt	33	33	31	28	27	27	26	25	25	24	23	23	19

Angegeben sind die im Bericht diskutierten inhaltlichen Eckpunkte mit Querverweisen zu beispielhaften Textbausteinen. Die Auswahlkriterien (z. B.: „Prägnante Darstellung des Problems" oder „Angabe der Evidenz" etc.) sind bei den Textbausteinen dokumentiert.

C.7.1. Zielgruppe und Epidemiologie

Problem: fehlendes Interesse

Obwohl genügend Daten zur Häufigkeit von behandlungsbedürftigen Tumorschmerzen vorliegen, ist Ärzten und Politikern das Ausmaß des Problems oft nicht bewusst. Das fehlende
Interesse an der Tumorschmerzbehandlung beruht nicht zuletzt auf diesem Informations-
mangel.

Problem: unterschiedliche Vorkenntnisse

Die Behandlung von Tumorschmerzen ist nicht auf eine ärztliche Fachrichtung beschränkt.
Spezialisierte und nichtspezialisierte niedergelassene Ärzte, Onkologen in der Inneren Medizin sowie onkologisch tätige Ärzte in anderen Klinikabteilungen und wenige spezialisierte
Schmerztherapeuten aus verschiedenen Fachrichtungen behandeln Patienten mit Tumorschmerzen mit unterschiedlichem Aufwand und Einsatz.
Ein einheitlicher Ausbildungsstand der Ärzte wird weder im Medizinstudium noch in der
ärztlichen Fort- und Weiterbildung erreicht. Die schmerztherapeutischen Einstellungen,
Kenntnisse und Erfahrungen der Behandler beruhen meist auf ihrem persönlichen Interesse
und ihrer beruflichen Vorgeschichte. Die Erwartungen an eine Leitlinie zur Tumorschmerztherapie werden sich dementsprechend vielfältig unterscheiden.

Vorschlag

➢ Die Leitlinie sollte zunächst mit einer Beschreibung der Ausgangslage beginnen. Diese
   Schilderung von Defiziten in der Tumorschmerztherapie bildet sozusagen die Fragestellung, unter der die Leitlinie erstellt wird.

Beispiel 2: Defizite in der Schmerztherapie [22]

„Ich habe die Behandlung erst vor kurzem von einem Kollegen übernommen. Ich habe ja selten Tumorpatienten."
(Allgemeinmedizinerin nach einem Therapiehinweis entsprechend dem WHO-Stufenschema zur Tumorschmerztherapie)

Mit zunehmender Progression der Tumorerkrankung leiden bis zu 90% der Patienten unter Schmerzen. Nach
vorsichtigen Schätzungen liegt die Inzidenz für Deutschland an einem gegebenen Stichtag bei 220 000 Patienten, bei denen eine Schmerztherapie wegen chronischer Tumorschmerzen erforderlich ist.

Bereits vor 13 Jahren veröffentlichte die Weltgesundheitsorganisation WHO ihre Empfehlungen zur Tumorschmerztherapie. Mit wenigen einfachen Grundsätzen kann bei über 80% der Patienten eine zufriedenstellende
Schmerzlinderung erreicht werden. Die Empfehlungen wurden von der WHO wiederholt bestätigt und von anderen Organisationen übernommen. Auch die Empfehlungen der Arzneimittelkommission der Ärztekammer basie-
ren auf den WHO-Empfehlungen.

Warum lassen sich diese Erkenntnisse nicht zu den niedergelassenen Ärzten übertragen? Auf die Frage nach
dem allgemeinen therapeutischen Vorgehen bei Tumor-Schmerzpatienten nennt nur jeder zehnte niedergelassene Arzt spontan das WHO-Stufenschema. Noch immer verordnen Hausärzte Opioide zu spät, in zu geringer
Dosierung oder gar nicht, noch immer bestehen bei Patienten, Angehörigen und behandelnden Ärzten
Vorurteile und Ängste gegen die Schmerztherapie.

---

[22] Radbruch L, Sonntag B, Elsner F, Loick G, Kiencke P, Schmeisser N,Sabatowski R (2000) Defizite in der Therapie chronischer Schmerzen
(Teil 1). Zeitschrift für Ärztliche Fortbildung und Qualitätssicherung 94: 373-378.

Epidemiologische Untersuchungen zur schmerztherapeutischen Versorgung von Patienten mit Tumorschmerzen beschränkten sich bisher auf die Beschreibung einzelner Indikatoren. Diese Indikatoren weisen darauf hin, dass die tumorschmerztherapeutischen Kenntnisse und Fähigkeiten bei den niedergelassenen Ärzten nicht ausreichen. Der Opioidverbrauch in Deutschland, berechnet als standardisierte Tagesdosierungen (30 mg Morphinäquivalent) pro Million Einwohner liegt weit unter den Verbrauchszahlen in England und Dänemark. Die Zahl der ausgestellten Betäubungsmittelrezepte wurde über die Krankenkassen oder die Karteien der Apotheken ausgewertet, um die Unterversorgung im ambulanten Bereich zu beschreiben. Eine genauere Untersuchung der Opioidverordnungen war über ein Datenbanksystem möglich, in dem die Verordnungen von 330 Arztpraxen gesammelt wurden. Nach den Ergebnissen dieser Untersuchungen erhält die überwiegende Mehrheit der Tumorpatienten selten oder nie Opioide zur Schmerzlinderung.

Im Überfluss der Fortbildungsangebote und bei der Vielzahl der behandelten Krankheitsbilder ist es nachzuvollziehen, dass es niedergelassenen Ärzten schwerfällt, der Schmerztherapie Priorität in der Fortbildung einzuräumen. Selbst wenn in der ärztlichen Aus- und Weiterbildung Schmerztherapie und Palliativmedizin ausreichend berücksichtigt wird, würde es den niedergelassenen Internisten, Allgemeinärzten und schmerztherapeutisch tätigen Anästhesisten schwerfallen, die Kompetenz im Bereich der Tumorschmerztherapie zu halten oder zu erhöhen, da nur wenige Tumorpatienten im Quartal behandelt werden. Auch bei anderen Schmerzsyndromen ist es für niedergelassene Ärzte kaum möglich, die entsprechenden Empfehlungen zu finden und zu berücksichtigen unter den inzwischen mehr als 780 Leitlinien, die alleine von der Arbeitsgemeinschaft der medizinisch-wissenschaftlichen Fachgesellschaften bereit gestellt wurden.

In einer Studie eines niedergelassenen Anästhesisten wies der hohe Anteil der Patienten, die Opioide der WHO-Stufe III benötigten, wie auch die Zahl der Patienten, bei denen eine invasive Therapie erforderlich wurde, darauf hin, dass die behandelten Patienten hinsichtlich Ausmaß und Stärke der Beschwerden durchaus mit den Patienten einer spezialisierten Klinikabteilung oder -ambulanz verglichen werden können. Können diese Abteilungen durch erfahrene niedergelassene Ärzte ersetzt oder zumindest ergänzt werden? Könnte der Zeitaufwand, der für die effiziente Schmerztherapie benötigt wird, auch der entsprechend geschulte Hausarzt aus der Nachbarschaft mit geringeren Kosten aufbringen?

Denkbar wäre ein Organisationsmodell, in dem der Hausarzt die Rolle des "Patienten - Koordinators" übernimmt, der die diagnostischen Maßnahmen und die therapeutischen Aktivitäten der Behandler indiziert und begleitet.

Untersuchungen mit Fragebögen können zwar die schmerztherapeutischen Kenntnisse und Einstellungen der Ärzte überprüfen, inwieweit die Befragten diese im klinischen Alltag aber auch umsetzen, bleibt unklar. Unter Umständen kann es sogar geschehen, dass die Befragung der Ärzte die Hemmschwellen z. B. zum Ausfüllen der Betäubungsmittelrezepte weiter erhöht und dadurch sogar die schmerztherapeutische Versorgung der Patienten gefährdet. Nach Befragungen über den Grund der Verordnung von Betäubungsmitteln nahm die Verschreibungshäufigkeit um 2/3 ab.

Mehr Informationen liefern Untersuchungen mit standardisierten konstruierten Situationen, entweder mit Schauspielern oder mit konstruierten Fallberichten. Konstruierte Fallberichte liefern eine reproduzierbare und im Sinne der Therapieleitlinien eindeutige Situation, so dass die Behandlungsempfehlungen der Ärzte ihre schmerztherapeutischen Kenntnisse und Einstellungen erkennen lassen. Auch bei diesen Untersuchungen bleibt jedoch offen, ob die Prüfungssituation in der Studie den klinischen Alltag abbilden kann.

Sinnvoll werden solche Untersuchungen nur im Rahmen einer Kosten-Nutzen-Analyse als Beitrag zur Qualitätssicherung in der Schmerztherapie. Nur so können verschiedene Organisationsformen der ambulanten Versorgung verglichen werden. Die anfallenden Kosten können berechnet werden z. B. nach den Abrechnungsziffern, abzüglich der Kostenersparnisse durch Vermeidung von nicht indizierten diagnostischen oder therapeutischen Maßnahmen, und können mit dem Ergebnis der Betreuung z. B. der erzielten Schmerzlinderung oder der Zufriedenheit von Arzt und Patient verglichen werden.

Eine Möglichkeit zur Behebung der Defizite in der Behandlung chronischer Schmerzen könnten Netzwerke zwischen den spezialisierten Klinikabteilungen und niedergelassenen Ärzten darstellen.

Aus der Defizitanalyse folgt, dass die Zielgruppe der Leitlinie niedergelassene Ärzte und Krankenhausärzte aller Fachrichtungen sind, die Tumorpatienten behandeln.

Problem: unterschiedliche Interessenlagen der Ärzte

Bestimmte Arztgruppen werden entsprechend ihres Fachgebietes und des Erkrankungsstadiums des Patienten unterschiedlich häufig mit Tumorschmerzen konfrontiert. Dabei kann die ärztliche Aufgabe im Verlauf der Betreuung eines Patienten durchaus auch andere Schwerpunkte bekommen (der Arzt als Sterbebegleiter). Daraus resultiert in der Regel ein unterschiedliches Informationsbedürfnis der einzelnen Gruppen, was bezüglich der thematischen Fokussierung und des Formates der Leitlinie berücksichtigt werden sollte.

<u>Vorschlag:</u>

➢ Das Interesse von niedergelassenen Allgemeinärzten an Leitlinien zur Tumorschmerztherapie ist entsprechend dem geringen Anteil von Tumorpatienten in ihrer Praxis beispielsweise gering (im Vergleich zu häufigen Erkrankungen wie z. B. Hypertonie oder Diabetes).
Leitlinien zur Tumorschmerztherapie müssen für diese Zielgruppe also sehr kurz und übersichtlich dargestellt werden, bzw. als Zusammenfassung oder Checkliste / Tabelle mit Kernsätzen einer ausführlicheren Leitlinie beigefügt werden.
→ siehe Beispiele 3, 4

Beispiel 3: Liste mit Kernaussagen
(aus der Leitlinie Cancer pain relief, 2. Ed., WHO 1996, S. 36-37)
< kurze und übersichtliche Darstellung der wichtigsten Kernaussagen >

Summary
1. Cancer pain can, and should, be treated.
2. Evaluation and treatment of cancer pain are best achieved by a team approach.
3. The first steps are to take a detailed history, and to examine the patient carefully, to determine if the pain is:
    - caused by the cancer, related to the cancer, caused by anticancer treatment or caused by another disorder;
    - part of a specific syndrome;
    - nociceptive, neuropathic, or mixed nociciptive and neuropathic.
4. Treatment begins with an explanation and combines physical and psychological approaches, using both non-drug and drug treatments.
5. It is useful to have a sequence of specific aims, such as:
    - to increase the hours of pain-free sleep;
    - to relieve the pain when the patient is at rest;
    - to relieve pain when the patient is standing or active.
6. Drugs alone usually give adequate relief from pain caused by cancer, provided that the right drug is administered in the right dose at the right time intervals.
7. "By mouth": the oral route is the preferred route for analgesics, including morphine.
8. "By the clock": for persistent pain, drugs should be taken at regular time intervals and not "as needed".
9. "By the ladder":
    - Unless the patient is in severe pain, begin by prescribing a non-opioid drug and adjust the dose, if necessary, to the maximum recommended dose.
    - If or when the non-opioid no longer adequately relieves the pain, an opioid drug should be prescribed in addition to the non-opioid.
    - If or when the non-opioid for mild to moderate pain (e.g. codeine) no longer adequately relieves the pain, it should be replaced by an opioid for moderate to severe pain (e.g. morphine).
10. "For the individual": the right dose of an analgesic is the dose that relieves the pain. The dose of oral morphine may range from as little as 5 mg to more than 1000 mg.
11. Adjuvant drugs should be prescribed as indicated.
12. For neuropathic pain, a tricyclic antidepressant or an anticonvulsant is the analgesic choice.
13. "Attention to detail": it is essential to monitor the patient's response to the treatment to ensure that the patient obtains maximum benefit with as few adverse effects as possible.

Beispiel 4: Behandlungsprinzipien

(Quelle: Deutsche Gesellschaft zum Studium des Schmerzes (DGSS) in Zusammenarbeit mit der Deutschen Gesellschaft für Palliativmedizin (DGP), Anleitung zur Tumorschmerztherapie bei Erwachsenen, 6. Aufl. 1999

< Kurze und übersichtliche Darstellung, jährliche Aktualisierung, interdisziplinäre Erarbeitung >

Behandlungsprinzipien	Regeln der medikamentösen Therapie

Abklärung der Schmerzursache
☐ Tumorbedingte Schmerzen, z. B. ossäre Metastasen, pathologische Fraktur, Nerven, Viszeral- oder Weichteilinfiltration
☐ Therapiebedingte Schmerzen, z. B. Mukositis, Neuralgie, Polyneuropathie
☐ Tumorassoziierte Schmerzen, z. B. Lymphoedem
☐ Tumor- und therapieunabhängige Schmerzen
 	
Therapiemöglichkeiten
☐ Antineoplastische Therapie, z. B. durch Bestrahlung, Chemo- und Hormontherapie, Operation (s.a.: Abschnitt 10)
☐ Anheben der Schmerzschwelle durch:
  - Therapie anderer Symptome (z. B. Erbrechen, Inappetenz, Schlaflosigkeit oder Angst)
  - Einsatz von Entspannungsverfahren
☐ Medikamentöse Therapie nach Stufenschema
☐ Eingriffe in die Schmerzleitung (s.a.: Abschnitt 8) (Nervenblockaden, chemische Neurolysen, Kathetertechniken)
☐ Psychosoziale Betreuung von Patient und Angehörigen (s.a.: Abschnitt 9)
☐ Physiotherapie (Krankengymnastik, Lymphdrainage, Massage etc.)
☐ Hilfsmittel (z. B. Stützkorsett, Rollstuhl, Prothese)
	☐ Art und Wirkung einer Vormedikation beachten
	☐ Orale Applikation bevorzugen
	☐ Parenterale Gabe nur in Ausnahmefällen (z. B. bei Dysphagie, Stomatitis, Bewusstseinstrübung, Erbrechen, Schmerzattacken)
	☐ Regelmäßige Analgetikagabe nach 24-h Zeitschema
	☐ Individuelle Dosierung (keine Angst vor hohen Dosen!)
	☐ Analgetische Zusatzmedikation bei Auftreten von Schmerzspitzen, Berücksichtigung von Adjuvantien (s.a.: Abschnitt 6)
	☐ Prophylaxe von Nebenwirkungen (s.a.: Abschnitt 6)
	☐ Bei Dauerschmerzen grundsätzlich langwirkende Präparate bevorzugen
	☐ Für Bedarfsmedikation ("Rescue") normalfreisetzendes (nichtretardiertes) Opioid wählen.
	☐ Bei Dosiseskalation oder nicht beherrschbaren Nebenwirkungen einen Wechsel des Opioids erwägen!
	☐ Bei Therapieumstellung Orientierung an Äquipotenztabelle (cave: individuelle Dosistitration erforderlich!). Besondere Vorsicht bei Umstellung auf L-Methadon oder Fentanyl TTS bzw. bei Änderung des Applikationsweges. Im Zweifel erfahrenen Schmerztherapeuten konsultieren.
	☐ Schriftliche Einnahmeanleitung für Patient und Angehörige
	☐ Regelmäßige Kontrolle der analgetischen Wirkung (z. B. mit Schmerzskala)
	☐ Anpassung der Schmerztherapie bei: unzureichender Wirkung / nicht beherrschbaren Nebenwirkungen / Veränderung der Schmerzsymptomatik
	☐ An den Einsatz von anderen Therapieverfahren denken!
	☐ Bei "therapieresistenten" Schmerzen an psychosoziale Ursachen denken. Entsprechende Exploration durchführen, eventuell gezielte Überweisung bzw. Einschaltung eines Psychologen oder psychosomatisch kompetenten Arztes.

Vorschlag:

➤ Onkologisch tätige Ärzte im ambulanten oder stationären Bereich werden ein höheres Interesse an Leitlinien aufbringen, da sie häufiger mit Tumorschmerzen konfrontiert werden. Für diese Zielgruppe ist eine ausführlichere Darstellung sinnvoll, die sich auch zum Nachschlagen
oder Nachlesen nutzen lässt. Hilfreich können auch Ablaufdiagramme sein.
→ siehe Beispiel 5

➤ Die Einbindung der Patienten über Information und Aufklärung ist von wesentlicher Bedeutung für die Umsetzung der Leitlinien.
Informationsmaterial für Patienten und für Patienten angepasste Versionen der Leitlinien sind als Implementierungshilfen einzuordnen. Für diese Patientenversionen ist keine neue Recherche und Bewertung der Evidenzlage erforderlich. Hierzu können die Vor-

arbeiten aus den ärztlichen Leitlinien genutzt werden und in eine für Patienten verständliche Version übertragen werden.

Beispiel 5: Flowchart: Continuing pain management in patients with cancer
(aus der Leitlinie Management of cancer pain, AHCPR, 1994, S.13)
< ausgewählt aufgrund der übersichtlichen formalen Darstellung >

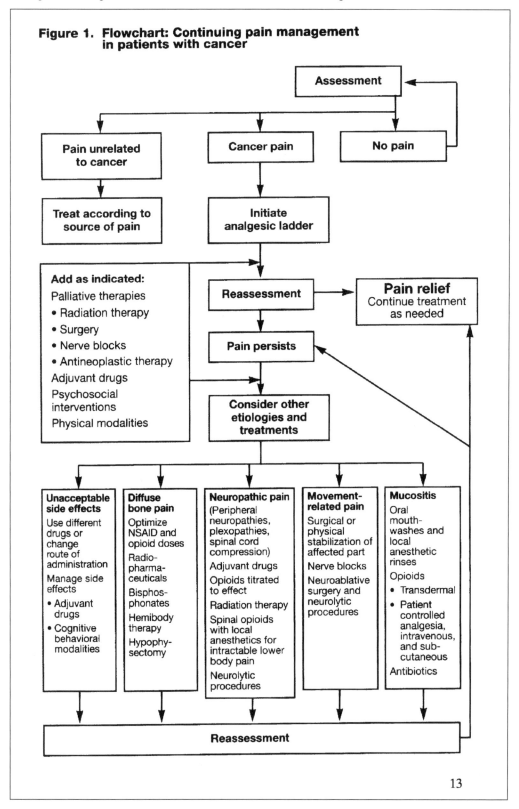

Figure 1. Flowchart: Continuing pain management in patients with cancer

C.7.2. Ursachen / Klassifikation

Problem: Vielfalt der Schmerzursachen

Durch die Tumorinfiltration oder Kompression von schmerzempfindlichen Strukturen, durch Verlegung von Hohlorganen oder durch die Infiltration in die Nervenfasern selbst können im Verlauf der Tumorerkrankung Schmerzen ausgelöst werden. Auch die verschiedenen kausalen Tumorbehandlungen können zu behandlungsbedürftigen Schmerzen führen.

Vorschlag:

➢ Eine systematische Einteilung der Schmerzursachen ist notwendig, um die Therapierichtung festlegen zu können und weitere Therapieoptionen auszuwählen.
Die Einteilung der Ursachen sollte in der Leitlinie in mehreren Ebenen angeboten werden:
- nach der Ätiologie (tumorbedingt, therapiebedingt, nicht durch Tumor oder Therapie bedingt)
- nach dem Schmerztyp (nozizeptiv, neuropathisch)
- nach einem bio-psycho-sozialen Ansatz (körperlicher Schmerz, seelischer Schmerz, sozialer Schmerz)

Das Bewusstsein um die Vielschichtigkeit der Symptomatik fördert das Verständnis des Therapeuten für die Situation des Patienten und damit auch die Bereitschaft zu einem interdisziplinären fach- und sektorenübergreifenden Therapieansatz.
→ siehe Beispiele 6, 7, 8, 9

Beispiel 6: Einteilung nach der Ätiologie

(aus der Leitlinie Cancer pain relief, WHO 1996, S. 6)

< ausgewählt wegen der umfassenden, vollständigen, differenzierten Darstellung >

Cancer Pain Relief

Table 2
Pain syndromes in patients with cancer
Caused by cancer
Tumour involvement of bone:
metastases to the cranial vault and base of skull
metastases to vertebral body
fracture of the odontoid process
C7-T1 metastases
L1 metastases
sacral syndrome
Tumour involvement of viscera
Tumour involvement of nervous system:
cranial neuralgia
-   trigeminal
-   glossopharyngeal
peripheral nerves
intercostal neuropathy
brachial plexopathy
lumbosacral plexopathy
radiculopathy
leptomenigeal metastases
spinal cord compression
intacranial metastases
Caused by anticancer treatment
Post-surgery:
acute postoperative pain
post-thoracotomy syndrome
post-mastectomy syndrome
post-neck-dissection syndrome
phantom limb syndrome
Post-chemotherapy:
oral mucositis
bladder spasms
aseptic necrosis of the femoral head
steroid pseudorheumatism
post-herpetic neuralgia
peripheral neuropathy
Post-radiotherapy:
oral mucostitis
oesophagitis
skin burns
radiation fibrosis of brachial and lumbar plexus
radiation myelopathy
radiation-induced second primary tumour

Beispiel 7: deutschsprachiges Beispiel zur Einteilung nach der Ätiologie

(aus der Leitlinie Therapieempfehlung Tumorschmerzen der AkdÄ, S.6)

< ausgewählt wegen der kurzen und übersichtlichen Darstellung >

Tabelle 1: Beispiele für Schmerzursachen und deren Häufigkeit (%) bei Tumorpatienten
Tumorbedingt (60-90%)
• Knochen-/Weichteilinfiltration
• Kompression und Infiltration von Nerven-, Blut- und Lymphgefäßen
• Tumornekrose an Schleimhäuten mit Ulzeration und Perforation
• Ausbildung eines Hirnödems
• zusätzlich in 5-20% (früher verwendeter Begriff: "tumorassoziiert")
o Paraneoplastisches Syndrom
o Zosterneuralgie, Pilzinfektion
o Venenthrombose
o Dekubitus
Therapiebedingt (10-25%)
• Operation (Nervenläsion, Vernarbung, Ödem, Muskelverspannung)
• Radiatio (Fibrose, Neuropathie, Strahlenosteomyelitis, Mukositis)
• Chemotherapie (Entzündung, Paravasat, Mukositis, Neuropathie)
Tumorunabhängig (3-10%)
• Migräne
• Spannungskopfschmerz
• Arthritis

Beispiel 8: Einteilung nach dem Schmerztyp

(aus der Leitlinie Cancer pain relief, WHO 1996, S. 7)

< ausgewählt wegen der umfassenden, vollständigen, differenzierten Darstellung >

		CAUSES OF PAIN
Table 3		
Classification of pain according to neural mechanism		
Type of pain	Mechanism	Example
Nociceptive	Stimulation of nerve endings	
Visceral		Hepatic capsule pain
Somatic		Bone pain
Muscle spasm		Cramp
Neuropatic		
Nerve compression	Stimulation of nervi nervorum	
Nerve injury		
- peripheral[1]	Injury to peripheral nerve ("deafferentation pain")	Neuroma or nerve infiltration (e. g. brachial or lumbosacral plexus)
- central	Injury to central nervous system	Spinal cord compression or poststroke pain
- mixed	Periphjeral and central injury	Post-herpetic neuralgia
Sympathetically maintained[2]	Injury to sympathetic nerves	Some chronic postsurgical pains
[1] Characterized by superficial burning pain or stabbing pain with sensory loss in a neurodermatomal pattern		
[2] Characterized by superficial burning pain in an arterial pattern. Some nerve injury pains have a sympathetic component (e. g. Pancoast syndrome).		

Beispiel 9: Einteilung nach dem bio-psycho-sozialen Ansatz

(Quelle: WHO Collaborating Center for Palliative Cancer Care, Looking forward to cancer pain relief for all, International Consensus on the management of cancer pain, Oxford Uk, S. 21)

< ausgewählt wegen der umfassenden Darstellung der Einflüsse auf das Schmerzerleben >

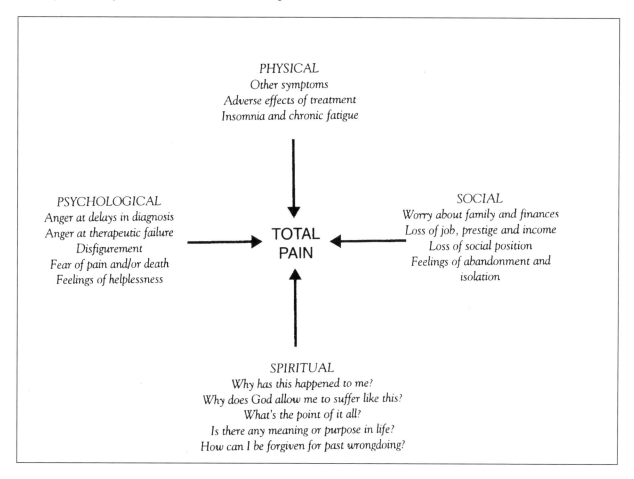

C.7.3. Indikation

Problem: Indikation zur Tumorschmerztherapie

Häufig erfolgt die Schmerztherapie bei Patienten mit Tumorerkrankungen zu spät, zu zögerlich und nicht adäquat. Die überwiegende Mehrheit der Patienten erhält selten oder nie Opioide [23].
Die Gründe hierfür sind vielschichtig (s. Beispiel "Barriers to cancer pain management", Kap. Implementierung). Keiner der angegebenen Gründe rechtfertigt jedoch im Einzelfall eine nicht angemessene schmerztherapeutische Versorgung innerhalb unseres Versorgungssystems.

Vorschlag:

➢ Eine Leitlinie zur Behandlung von Tumorschmerzen sollte eine eindeutige Aussage darüber machen, wann die Indikation zur Behandlung gegeben ist.
→ siehe Beispiel 10

Beispiel 10: Indikation zur Tumorschmerztherapie
(aus der Leitlinie Cancer pain relief and palliative care in children, WHO, 1998, S.1)

< ausgewählt wegen der klaren Aussage zum Therapiebeginn >

Children with cancer do not need to suffer unrelieved pain. Existing knowledge provides a basic approach for relieving cancer pain that can be implemented in developed and developing countries alike. Effective pain management and palliative care are major priorities of the WHO cancer programme, together with primary prevention, early detection, and treatment of curable cancers.

Pain management must begin when a child is first diagnosed with cancer and must continue throughout the course of the illness. Analgesic and anaesthetic drug therapies are essential in controlling pain and should be combined with appropriate psychosocial, physical, and supportive approaches to this problem.

➢ In einer Leitlinie zur Behandlung von Tumorschmerzen sollte eindeutig darauf hingewiesen werden, dass eine unzureichende Behandlung von Tumorschmerzen einen Behandlungsfehler darstellt.
→ siehe Beispiel 11

Beispiel 11: Verpflichtung zur therapeutischen Intervention
(aus der Leitlinie: Therapieempfehlung Tumorschmerzen der AkdÄ, S. 7)

< ausgewählt wegen der eindeutigen Aussage zur Indikation >

Indikationsstellung zur Therapie

Jeder tumorbedingte Schmerz verpflichtet zur therapeutischen Intervention . Eine unterlassene Schmerztherapie erfüllt den Tatbestand der Körperverletzung.

---

[23] Lindena G, Müller S (1996) Die Betäubungsmittelverschreibung aus Sicht von klinischer Forschung und Markforschung. Schmerz 10: 319-325

C.7.4. Therapieziel

Problem: völlige Schmerzfreiheit nicht möglich

Die Wiederherstellung der Funktionsfähigkeit wie vor der Tumorerkrankung ist in der symptomatischen Tumorschmerztherapie kaum möglich. Die Erwartung einer völligen Schmerzfreiheit kann zu Frustration und Enttäuschung bei Patienten und Therapeuten führen.

Vorschlag:

➢ Die Vereinbarung eines Therapieziels zwischen Arzt und Patient ist von hoher Bedeutung, dies sollte in den Leitlinien heraus gestellt werden.
→ siehe Beispiel 12
➢ Für das Therapieziel kann ebenso wie für die medikamentöse Therapie ein Stufenplan empfohlen werden.
→ siehe Beispiel 13

Beispiel 12: Mitwirkung des Patienten beim Aufstellen eines Therapieplanes
(aus der Patientenbroschüre der Leitlinie Managing Cancer Pain, AHCPR, 1994, Patient Guide, S. 12-13)
< ausgewählt, weil die Mitarbeit des Patienten betont wird >

Having a Plan	
You can work with yopur doctor or nurse to write a pain control plans to meet your needs. In a pain control plan, you and your doctor or nurse plan your pain control activities. This will include when to take your medicine, and other things you can do to ease and prevent your pain. Your doctor or nurse may also list the medicines and other treatments you can use to help you with any side effects or other aches and apins, such as headaches. A sample pain conmtrol plan that you can use is on pages 20-21.	Are you having trouble getting the medicine? Are you having trouble taking the medicine? Are you having side effects from the medicine?
Making the Plan Work Some people find that the first opain control plan does not work for them. You and your doctos or nurse can change your pain control plan at any time. Here are some questions to ask yourself about the pain plan. Is the pain plan hard to follow?	Is the medicine or the treatment causing a problem for you or your family? Are the nondrug treatments working for you?
Is there any part of the plan that is hard to understand?	Write any other questions you have for your doctor or nurse below.
Are you pleased with the pain control?	

Beispiel 13: Stufenplan des Therapieziels

(Quelle: Radbruch, unveröffentlicht)

< ausgewählt, weil es das Therapieziel patientenzentriert darstellt >

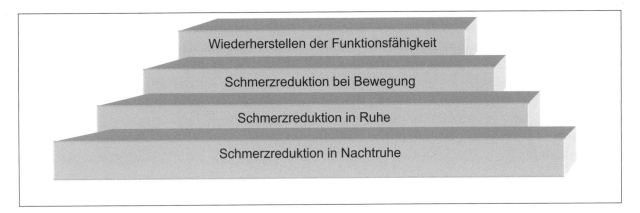

Für den einzelnen Patienten können unter Umständen andere Ziele von Bedeutung sein, so dass der Stufenplan entsprechend angepasst werden sollte.

C.7.5. Diagnostik und Schmerzevaluation

Problem: Schmerzdiagnose

Während die Empfehlungen der Weltgesundheitsorganisation [24] zunächst für alle Tumorschmerzpatienten angewandt werden sollen, müssen bei Patienten mit problematischen oder
therapieresistenten Schmerzsyndromen differenzierte Therapieansätze gewählt werden, die
sich je nach Schmerzursache unterscheiden.

Vorschlag:

➢ In den Leitlinien sollten die Minimalanforderungen für eine Schmerzdiagnose genannt
werden.

Als Minimalanforderungen einer Schmerzdiagnose werden die folgenden Punkte angesehen:

- **Schmerzursache:** tumorbedingt, therapiebedingt, unabhängig von Tumor oder
Therapie
- **Schmerztyp:** Knochenschmerz, Weichteilschmerz, viszerale Schmerzen, neuro-
pathische Schmerzen
- **Schmerzlokalisation**
- **Schmerzintensität:** numerische Rangskala, verbale kategorische Skala
- **Schmerzqualität:** stechend, brennend, stumpf, etc.

*Beispiel: tumorbedingte Knochenschmerzen der linken Schulter bis NRS 7 bei
metastasiertem Mammakarzinom*

➢ Weitere Elemente der Schmerzanamnese, die die Schmerzdiagnose unterstützen und vervollständigen, sollten in der Leitlinie ebenfalls aufgeführt werden:

- Zeitliches Muster der Schmerzen (Dauerschmerz, Schmerzattacken)
- Dauer der Schmerzerkrankung
- Verstärkende Faktoren
- Lindernde Faktoren

→ siehe Beispiele 14,15

Beispiel 14: Diagnostik
(aus der Leitlinie Arzneiverordnung in der Praxis: Tumorschmerzen, AkdÄ 2000)
< ausgewählt wegen der kurzen und übersichtlichen Darstellung >

I. DIAGNOSTIK

A. ANAMNESE
- Fragen zur Tumorerkrankung
- Schmerzbeginn, Schmerzlokalisation, Schmerzqualität,
Schmerzintensität
- Schmerzverlauf, zirkadiane Tagesrhythmik,
Durchbruchsschmerz, Bewegungsschmerz
- Schmerzverstärkende Faktoren (therapiebedingter Schmerz, z.
B. nach Strahlentherapie)
- Vorausgegangene Schmerztherapien (Verträglichkeit,
Nebenwirkungen)
- Vegetative Begleitsymptome, Stimmung, Leistungsfähigkeit,
Lebensqualität, Familie

B. WEITERE DIAGNOSTIK
- Körperliche Untersuchung mit neurologischem Status
- Apparative Diagnostik gemäß Krankheitsstadium und
Allgemeinzustand des Patienten

---

[24] World Health Organization: Cancer pain relief: With a guide to opioid availability. Genf: World Health Organisation 1996

Beispiel 15: Initial pain assessment
(aus der Leitlinie Management of Cancer pain, AHCPR, 1994, S. 25)

< ausgewählt wegen der ausführlichen, umfassenden und checklistenartigen Darstellung >

Table 3. Initial pain assessment

A. Assessment of pain intensity and character

1. **Onset and temporal pattern**—When did your pain start? How often does it occur? Has its intensity changed?
2. **Location**—Where is your pain? Is there more than one site?
3. **Description**—What does your pain feel like? What words would you use to describe your pain?
4. **Intensity**—On a scale of 0 to 10, with 0 being no pain and 10 being the worst pain you can imagine, how much does it hurt right now? How much does it hurt at its worst? How much does it hurt at its best?
5. **Aggravating and relieving factors**—What makes your pain better? What makes your pain worse?
6. **Previous treatment**—What types of treatments have you tried to relieve your pain? Were they and are they effective?
7. **Effect**—How does the pain affect physical and social function?

B. Psychosocial assessment
Psychosocial assessment should include the following:

1. Effect and understanding of the cancer diagnosis and cancer treatment on the patient and the caregiver.
2. The meaning of the pain to the patient and the family.
3. Significant past instances of pain and their effect on the patient.
4. The patient's typical coping responses to stress or pain.
5. The patient's knowledge of, curiosity about, preferences for, and expectations about pain management methods.
6. The patient's concerns about using controlled substances such as opioids, anxiolytics, or stimulants.
7. The economic effect of the pain and its treatment.
8. Changes in mood that have occurred as a result of the pain (e.g., depression, anxiety).

C. Physical and neurologic examination

1. Examine site of pain and evaluate common referral patterns.
2. Perform pertinent neurologic evaluation.
   - Head and neck pain—cranial nerve and fundoscopic evaluation.
   - Back and neck pain—motor and sensory function in limbs; rectal and urinary sphincter function.

D. Diagnostic evaluation

1. Evaluate recurrence or progression of disease or tissue injury related to cancer treatment.
   - Tumor markers and other blood tests.
   - Radiologic studies.
   - Neurophysiologic (e.g., electromyography) testing.
2. Perform appropriate radiologic studies and correlate normal and abnormal findings with physical and neurologic examination.
3. Recognize limitations of diagnostic studies.
   - Bone scan—false negatives in myeloma, lymphoma, previous radiotherapy sites.
   - CT scan—good definition of bone and soft tissue but difficult to image entire spine.
   - MRI scan—bone definition not as good as CT; better images of spine and brain.

25

Problem: Instrumente für die Selbsteinschätzung

Schmerzen sind ein subjektives Phänomen. Die Schmerzstärke muss in erster Linie durch den Patienten selbst eingeschätzt werden. Der Behandlungserfolg und damit auch die Intensität der Restschmerzen ist bei Tumorschmerzpatienten in der Regel nicht konstant, da mit fortschreitender Ausbreitung des Tumors neue Schmerzen entstehen.

Vorschlag:

➢ Nach der ausführlichen Schmerzevaluation vor Beginn der Behandlung muss eine wiederholte Erfassung der Schmerzintensität, wenn möglich als Selbsteinschätzung des Patienten auf einer standardisierten Skala wie z. B. der Numerischen Rangskala NRS erfolgen. Die Leitlinie sollte die Notwendigkeit der wiederholten und standardisierten Messung bestätigen und Empfehlungen zu Umfang und Häufigkeit der Schmerzmessung enthalten. Die Leitlinie sollte validierte Instrumente vorschlagen, die für die kontinuierliche Verlaufskontrolle geeignet sind.

Einfache, kurze und validierte Instrumente für die Verlaufskontrolle sind z. B. die deutsche Version des Brief Pain Inventory (BPI) oder das minimale Dokumentationssystem für die Palliativstation (MIDOS) [25, 26].Für MIDOS wurde ein EDV-Dokumentationsprogramm sowie ein Manual zum Programm erstellt.

Für das Brief Pain Inventory kann ein Pain Management Index (PMI) aus der verordneten Medikation und der Restschmerzintensität berechnet werden. Dieser PMI wurde in mehreren Untersuchungen in den USA, Vietnam und Frankreich als Indikator der Versorgung eingesetzt, so dass umfangreiche Daten für diesen Indikator vorliegen.

→ siehe Beispiele 16, 17, 18

Beispiel 16: Selbsteinschätzung des Patienten

(aus der Leitlinie Management of cancer pain, AHCPR,1994, Internet-Version)

< ausgewählt als Beispiel für die Bedeutung der Eigenbeurteilung durch Patienten >

Patient Self-Report

The mainstay of pain assessment is the patient self-report. To enhance pain management across all settings, clinicans should teach families to use pain assessment tools in their homes. The clinician should help the patient to describe:

- **Pain**. Listen to the patient's descriptive words about the quality of the pain: these provide valuable clues to its etiology. Examples of simple self-report pain intensity scales include the simple descriptive, numeric, and visual analogue scales shown on page 23.
- **Location**. Ask the patient to indicate the exact location of the pain on his or her body, or on a body diagram and whether it radiates. See the sample pain history form on pages 24-25.
- **Intensity or severity**. Encourage the patient to keep a log of pain intensity scores to report during follow-up visits or by telephone.
- **Aggravating and relieving factors**. Ask when the patient experiences the most pain and the least pain. Document responses in the patient's chart.
- **Cognitive response to pain**. Note behaviour suggesting pain in patients who are cognitively impaired or who have communication problems relating to education, language, ethnicity, or culture. Use appropriate (e.g. simpler or translated) pain assessment tools.
- **Goals for pain control**. Document the patient's preferred pain assessment tool and the goals for pain control (as scores on a pain scale) in the patient's pain history.

---

[25] Radbruch L, Loick G, Kiencke P, Lindena G, Sabatowski R, Grond S, Lehmann KA,Cleeland CS (1999) Validation of the German version of the Brief Pain Inventory. Journal of Pain and Symptom Management 18(180-187).
[26] Radbruch L, Loick G, Sabatowski R, Jonen-Thielemann I, Brunsch-Radbruch A, Meuser T,Elsner F (1999). MIDOS - a minimal documentation system for palliative care patients. in 6th Congress of the European Association for Palliative Care. Geneva.

Beispiel 17: Brief Pain Inventory [25]
(Management of Cancer Pain, Practice Guideline No. 9, AHCPR 1994, S. 228-229, Übersetzung)

< inhaltlich und formal beispielhaft >

1	Die meisten von uns haben von Zeit zu Zeit Schmerzen (z. B. Kopfschmerzen, Zahnschmerzen, bei Verstauchungen). Hatten Sie **heute andere als diese Alltagsschmerzen?**

☐ ja   ☐ nein

2	Schraffieren Sie in nachstehender Zeichnung die Gebiete, in denen Sie Schmerzen haben. Markieren Sie mit "X" die Stelle, die Sie am meisten schmerzt.

rechts   links   links   rechts

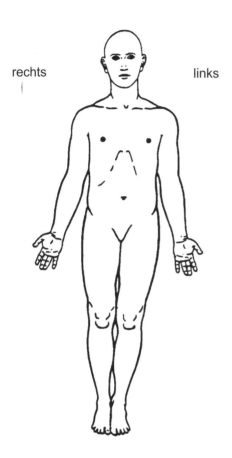 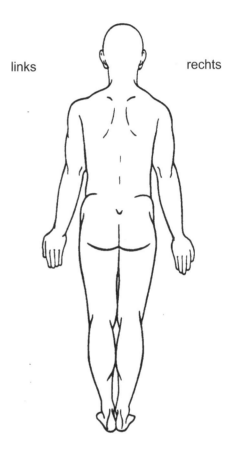

3	Kreisen Sie die Zahl ein, die Ihre **stärksten** Schmerzen in den letzten 24 Stunden beschreibt:

0   1   2   3   4   5   6   7   8   9   10
kein   stärkste vorstellbare
Schmerz   Schmerzen

4	Kreisen Sie die Zahl ein, die Ihre **geringsten** Schmerzen in den letzten 24 Stunden beschreibt:

0   1   2   3   4   5   6   7   8   9   10
kein   stärkste vorstellbare
Schmerz   Schmerzen

5	Kreisen Sie die Zahl ein, die Ihre **durchschnittlichen** Schmerzen in den letzten 24 Stunden beschreibt:

0   1   2   3   4   5   6   7   8   9   10
kein   stärkste vorstellbare
Schmerz   Schmerzen

6 | Kreisen Sie die Zahl ein, die aussagt, welche Schmerzen Sie **in diesem Moment** haben:

| 0 | 1 | 2 | 3 | 4 | 5 | 6 | 7 | 8 | 9 | 10 |

kein
Schmerz

stärkste vorstellbare
Schmerzen

7 | Welche Behandlungen oder Medikamente erhalten Sie gegen Ihre Schmerzen?

_____

_____

8 | Bitte denken Sie an die vergangenen 24 Stunden. Wie viel Schmerzlinderung haben Sie durch Behandlungen oder Medikamente erfahren? Bitte kreisen Sie die Prozentzahl ein, die am besten die Schmerzlinderung zeigt.

| 0% | 10% | 20% | 30% | 40% | 50% | 60% | 70% | 80% | 90% | 100% |

keine
Linderung

vollständige
Linderung

Bitte kreisen Sie die eine Zahl ein, die angibt, wie stark Ihre Schmerzen Sie in den vergangenen 24 Stunden beeinträchtigt haben:

9 | **Allgemeine Aktivität**

| 0 | 1 | 2 | 3 | 4 | 5 | 6 | 7 | 8 | 9 | 10 |

keine
Beeinträchtigung

vollständige
Beeinträchtigung

10 | **Stimmung**

| 0 | 1 | 2 | 3 | 4 | 5 | 6 | 7 | 8 | 9 | 10 |

keine
Beeinträchtigung

vollständige
Beeinträchtigung

11 | **Gehvermögen**

| 0 | 1 | 2 | 3 | 4 | 5 | 6 | 7 | 8 | 9 | 10 |

keine
Beeinträchtigung

vollständige
Beeinträchtigung

12 | **Normale Arbeit** (sowohl außerhalb des Hauses als auch Hausarbeit)

| 0 | 1 | 2 | 3 | 4 | 5 | 6 | 7 | 8 | 9 | 10 |

keine
Beeinträchtigung

vollständige
Beeinträchtigung

13 | **Beziehung zu anderen Menschen**

| 0 | 1 | 2 | 3 | 4 | 5 | 6 | 7 | 8 | 9 | 10 |

keine
Beeinträchtigung

vollständige
Beeinträchtigung

14 | **Schlaf**

| 0 | 1 | 2 | 3 | 4 | 5 | 6 | 7 | 8 | 9 | 10 |

keine
Beeinträchtigung

vollständige
Beeinträchtigung

15 | **Lebensfreude**

| 0 | 1 | 2 | 3 | 4 | 5 | 6 | 7 | 8 | 9 | 10 |

keine
Beeinträchtigung

vollständige
Beeinträchtigung

Beispiel 18: Minimales Dokumentationssystem (MIDOS) [26]

< inhaltlich und formal beispielhaft >

Name:	Haben Sie heute Schmerzen? Nein ❑ Ja ❑	Datum:

Bitte kreuzen Sie Ihre **durchschnittliche** Schmerzstärke an.

[0]	[1]	[2]	[3]	[4]	[5]	[6]	[7]	[8]	[9]	[10]
kein Schmerz										stärkster vorstellbarer Schmerz

Bitte kreuzen Sie an, wie stark gestern und heute Ihre **stärksten** Schmerzen waren.

[0]	[1]	[2]	[3]	[4]	[5]	[6]	[7]	[8]	[9]	[10]
kein Schmerz										stärkster vorstellbarer Schmerz

Haben Sie gestern und heute die Medikamente **wie verordnet** eingenommen?	Ja ❑ Nein ❑
Haben Sie gestern oder heute **zusätzlich** Medikamente eingenommen?	Ja ❑ Nein ❑

Welche zusätzlichen Medikamente?	Wann?	Welche Wirkung?

Bestehen gestern und heute **andere Beschwerden oder Belastungen** (außer Schmerzen)?

Wurden Ihre Schmerzen gestern oder heute beeinflusst durch **andere Maßnahmen** (z. B.   Krankengymnastik,   Massage,   Entspannung,   Nervenstimulation,   etc.)?

Bitte kreuzen Sie an, wie stark **gestern und heute** Ihre Beschwerden sind.

	keine	leichte	mittlere	starke Müdigkeit
Müdigkeit	❑	❑	❑	❑
	keine	leichte	mittlere	starke Übelkeit
Übelkeit	❑	❑	❑	❑
	keine	leichte	mittlere	starke Verstopfung
Verstopfung	❑	❑	❑	❑
	keine	leichte	mittlere	starke Luftnot
Luftnot	❑	❑	❑	❑
	keine	leichte	mittlere	starke Schwäche
Schwäche	❑	❑	❑	❑
	keine	leichte	mittlere	starke Angst
Angst	❑	❑	❑	❑

Andere:	keine	leichte	mittlere	starke
	❑	❑	❑	❑
Andere:	keine	leichte	mittlere	starke
	❑	❑	❑	❑

Bitte kreuzen Sie an, wie Sie sich heute **fühlen**:

	sehr schlecht	schlecht	mittel	gut	sehr gut
Befinden	❑	❑	❑	❑	❑

	Hilfe benötigt zum Ausfüllen:	❑	
	Fremdeinschätzung:	❑	

Bitte geben Sie den Bogen Ihrem behandelnden Arzt

Von der Deutschen Gesellschaft zum Studium des Schmerzes wurde ein Schmerzfragebogen (http://www.schmerz-zentrum.de/frames.cfm) erstellt, für den mittlerweile auch ein ausführliches EDV-Programm zur Dokumentation und Auswertung vorliegt. Dieser inhaltlich sehr gute aber sehr umfangreiche Fragebogen ist häufig nicht für Tumorpatienten praktikabel.

C.7.6. Grundsätze der Behandlungsstrategie

Problem: mangelnde interdisziplinäre Abstimmung

Die Behandlung von Patienten mit Tumorschmerzen erfolgt häufig aus der Spezialisierung und dem Blickwinkel des behandelnden Arztes heraus.
Über die speziellen Therapieverfahren hinaus gibt es einige Grundsätze der Behandlungsstrategie, die in einer Leitlinie in kurzer und präziser Form dargestellt werden sollten.

Vorschlag:

Ein wesentlicher Bestandteil der Tumor- und Schmerztherapie ist der Versuch einer umfassenden Medizin.
→ siehe Beispiel 19
Eine Leitlinie sollte deshalb zu den folgenden Aspekten Stellung nehmen:

➢ Stellenwert der Tumorschmerztherapie
  • Eine nationale Leitlinie zur Tumorschmerztherapie sollte den Stellenwert der Schmerztherapie im Behandlungskonzept beschreiben.
  • Primäres Ziel muss die Behandlung der Grunderkrankung sein. Die Schmerztherapie kann begleitend, unterstützend oder dort, wo dies nicht möglich ist, als Teil der palliativen Therapie eingesetzt werden. Sie stellt aber keine Alternative dar.
  → siehe Beispiel 20

➢ Patientenzentrierte Tumorschmerztherapie
  • Die Behandlung muss patientenzentriert erfolgen. Deshalb sind Aufklärung, Zielklärung und Mitsprache des Patienten wichtige Aspekte bei der Therapieplanung.
  • Die Behandlung soll nach einem Therapieplan erfolgen, der mit dem Patienten – im Sinne von "shared decision making" – gemeinsam entwickelt wird.
  → siehe Beispiel 21
  • Information, Führung und Anleitung des Patienten und seiner Familie sind hilfreich für eine effektive Schmerztherapie.

➢ Multidisziplinarität
  • Psychosomatische Therapie und physikalischer Therapie sind neben medikamentöser Therapie oder invasiven Maßnahmen Bestandteile einer umfassenden Schmerztherapie.
  • Die Behandlung erfolgt im Team.
    Schmerztherapie ist als interdisziplinäres Konzept zu verstehen.
    → siehe Beispiel 22
  • Koordination und Kommunikation, bes. an den Schnittstellen zwischen ambulanter Versorgung und Klinik sowie zwischen ärztlichem und pflegerischen Bereich sind besonders wichtig.
    → siehe Beispiel 23

➢ Evaluation
  • Evaluation der Qualität der Schmerzbehandlung ist eine wichtige Voraussetzung für den Therapieerfolg.

Beispiel 19: Schmerztherapie als umfassendes Konzept

(aus der Leitlinie Leitlinien zur Tumorschmerztherapie, DIVS 1999, S. 106)

< ausgewählt, weil es die Bedeutung eines multidsziplinären Ansatzes unterstreicht >

Präambel

Prophylaxe, Diagnostik und Therapie von Schmerzen bei Tumorpatienten gehören zu den Aufgaben jedes betreuenden Arztes. Der Schmerz des Tumorpatienten ist in komplexer Wechselwirkung biologischer, psychischer und sozialer Dimensionen zu sehen. Die pharmakologische Therapie ist neben psychologischer Unterstützung, sozialer Beratung, spirituellen Beistand, physikalischer Therapie und optimaler Pflege wesentlicher Bestandteil jeder Tumorschmerzbehandlung. Diese schließt explizit auch die bei gegebener Indikation gleichzeitig durchzuführenden tumorreduktiven (Radiatio, Zytostase, Operation) sowie die spezifischen Therapien (z. B. intraluminäre Schienung, Lasertherapie) ein. In Zusammenarbeit mit den Patienten muss ein realistisches und für ihn akzeptables Therapieziel vereinbart werden.

Nicht vergessen werden darf jedoch, dass alle Bemühungen um den Tumorpatienten Leiden im existentiellen Sinne nicht verhindern können.

Die hier vorgestellten Leitlinien bauen auf den WHO-Richtlinien zur Tumorschmerztherapie auf. Des weiteren wurden die Leitlinien zur Tumorschmerztherapie der Arbeitsgruppe Schmerz beim BMFG sowie die Empfehlungen der Arzneimittelkommission der Deutschen Ärzteschaft und die Anleitung zur Tumorschmerztherapie bei Erwachsenen des Arbeitskreises Tumorschmerz der Deutschen Gesellschaft zum Studium des Schmerzes (DGSS) berücksichtigt. Somit stellen die vorliegenden Leitlinien eine inhaltliche Aktualisierung und Überarbeitung der o.g. Vorlagen für den deutschsprachigen Raum dar.

Die Leitlinien wurden von einer Expertengruppe im Auftrag der Deutschen Interdisziplinären Vereinigung für Schmerztherapie (DIVS) erarbeitet. Eine zweijährige Aktualisierung ist geplant.

Beipiel 20: Palliative Care

(Quelle: WHO Collaborating Centre for Palliative Cancer Care, Looking forward to cancer pain relief for all, International Consensus on the management of Cancer Pain, Oxford, UK, S. 23)

< ausgewählt wegen der anschaulichen Darstellung des Zusammenhangs zwischen Anti-Tumortherapie und Palliativtherapie im zeitlichen Verlauf >

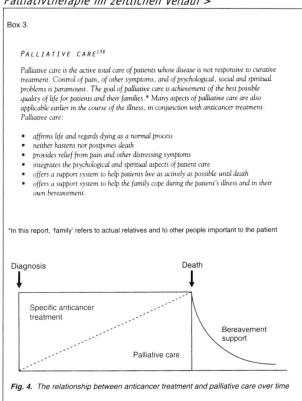

Box 3.

PALLIATIVE CARE[138]

Palliative care is the active total care of patients whose disease is not responsive to curative treatment. Control of pain, of other symptoms, and of psychological, social and spiritual problems is paramount. The goal of palliative care is achievement of the best possible quality of life for patients and their families.* Many aspects of palliative care are also applicable earlier in the course of the illness, in conjunction with anticancer treatment. Palliative care:

- *affirms life and regards dying as a normal process*
- *neither hastens nor postpones death*
- *provides relief from pain and other distressing symptoms*
- *integrates the psychological and spiritual aspects of patient care*
- *offers a support system to help patients live as actively as possible until death*
- *offers a support system to help the family cope during the patient's illness and in their own bereavement.*

*In this report, 'family' refers to actual relatives and to other people important to the patient

Diagnosis   Death

Specific anticancer treatment

Bereavement support

Palliative care

Fig. 4. *The relationship between anticancer treatment and palliative care over time*

Beispiel 21: Entwicklung eines Managementplans
(aus der Leitlinie Cancer pain relief and palliativ care in children, WHO 1998, S. 14)

< ausgewählt, weil es den Stellenwert eines konkreten Behandlungsplans veranschaulicht >

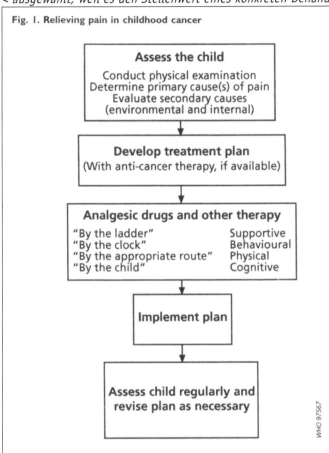

Fig. I. Relieving pain in childhood cancer

Assess the child
Conduct physical examination
Determine primary cause(s) of pain
Evaluate secondary causes
(environmental and internal)

Develop treatment plan
(With anti-cancer therapy, if available)

Analgesic drugs and other therapy
"By the ladder"   Supportive
"By the clock"   Behavioural
"By the appropriate route"   Physical
"By the child"   Cognitive

Implement plan

Assess child regularly and revise plan as necessary

WHO 97567

Beispiel 22: Multidisciplinary approach
(aus der Leitlinie Control of Pain in Patients with Cancer, SIGN 2000, S.14)

< ausgewählt wegen der klaren Aussage zum multidisziplinären Konzept, verknüpft mit "Good Practice Points">

In many cases a multidisciplinary approach is required to give the optimum outcome for the patient. Health professionals involved may include anaesthetists, surgeons, physiotherapists, occupational therapists, oncologists, nurses, pharmacists, clinical psychologists and palliative care specialists.

☑ Optimum management of pain in patients with cancer requires a multidisciplinary approach.

Beispiel 23: Hausärztliche Aufgaben im Rahmen der interdisziplinären Tumorschmerz-therapie (Koordination)

(Leitlinien zur Tumorschmerztherapie, DIVS, 1999, S. 129)

<ausgewählt wegen Berücksichtigung der hausärztlichen Versorgung>

Anhang

Hausärztliche Aufgaben im Rahmen der interdisziplinären Tumorschmerztherapie

Aufgaben

1. Erheben einer Schmerzanamnese bei allen Tumorpatienten: *Wahrnehmung*
2. Kenntnisse der Prinzipien der allgemeinen Schmerztherapie: *Basiswissen*
3. Abbau von Verschreibungsvorbehalten: *Umsetzung*
4. Organisation interdisziplinärer ambulanter Schmerzkonferenz: *Kommunikation*
5. Anwendung der Leitlinie-Tumorschmerz als verbindliche Aufgabe: *Qualitätssicherung*

Inhalte

1. Rangliste von Früh- oder Leitsymptomen, ggf. deren positiv prädiktiver Wert
2. Diagnostische Maßnahmen, die Diagnose sichern; einschließlich deren Belastung und Ergebnis (Sensitivität und Spezifität)
3. Diagnostische Maßnahmen, die auf hausärztlicher Ebene bzw. im vorstationären Bereich unter Inanspruchnahme von Spezialisten veranlasst werden sollten
4. Therapeutische Optionen mit Hinweisen auf Nutzen (number needed to treat), Überlebenschancen, Risiken (Nebenwirkungen), Begleitmedikation und Einschränkung der Lebensqualität
5. Koordinationsaufgaben des Hausarztes (z. B. Zusammenarbeit mit Onkologischem Schwerpunkt, häuslicher Krankenpflege, Hospizhilfe, palliativer Einheit, etc.)
6. Nutzen von Nachsorgeprogrammen in Abhängigkeit des Tumorstadiums
7. Aufgaben hausärztlicher Nachsorge im Terminalstadium (Palliativmaßnahmen, Sterbebegleitung, Schmerztherapie)
8. Hinweis auf Nutzen alternativer Maßnahmen
9. Hinweise auf obsolete Prozeduren
10. Hinweise auf (qualifizierte) Patienten-Informationen (Deutsche Krebshilfe, Tumorzentrum Heidelberg, Bundeszentrale für Gesundheitliche Aufklärung etc.)

C.7.7. Therapie

Problem: Darstellung der Empfehlungen

Wenn auch die Inhalte der Empfehlungen zur Tumorschmerztherapie feststehen, wird der Stellenwert der einzelnen Elemente wie z. B. der invasiven Therapieverfahren nicht einheitlich bewertet. Dementsprechend werden in Leitlinien verschiedene Arten der Darstellung gewählt.
Die Darstellung könnte
➢ nach dem Applikationsweg (oral, parenteral, rückenmarksnah),
➢ nach den Medikamenten (WHO-Stufen 1, 2 und 3) oder
➢ nach den behandelten Schmerzsyndromen (Knochenschmerzen, neuropathische Schmerzen, usw.) erfolgen.

Vorschlag:

➢ Die Empfehlungen der Weltgesundheitsorganisation zur medikamentösen Tumorschmerztherapie [27, 28, 29] bilden die Grundlage der meisten bisher vorgestellten Leitlinien und sollten auch als Grundlage für weitere Empfehlungen genutzt werden.
➢ Die Einteilung der Schmerzmedikation nach den WHO-Stufen 1-3 sollte dabei beibehalten werden.
➢ Schmerzlindernde Aspekte beim Einsatz von Strahlentherapie oder zytostatischen onkologischen Verfahren sollten ebenso wie nichtmedikamentöse Schmerztherapieverfahren angesprochen werden.
➢ Zu seelsorgerlichen Aspekten und psychoonkologischen Verfahren sollten ebenfalls Hinweise gegeben werden.
➢ Aus Gründen der Übersichtlichkeit sollte die Leitlinie die verfügbaren Medikamente vor allen in Form von Tabellen und Auflistungen darstellen.

Einordnung der Arzneimitteltherapie in einen Gesamt-Therapieplan

Vorschlag:

➢ In einer Leitlinie zur Behandlung von Tumorschmerzen sollte der Stellenwert der Arzneimitteltherapie in einem Gesamt-Therapieplan mit nichtmedikamentöser Behandlung von Tumorschmerzen sowie darüber hinaus mit Bezug auf Behandlung der Tumorerkrankung, Behandlung von Tumorfolgeerkrankungen, psychische und soziale Betreuung angesprochen werden.
→ siehe Beispiel 24

➢ Eine Zusammenfassung der Kernaussagen der Leitlinie und Ablaufdiagramme für den neu aufgenommenen Patienten oder für spezielle Schmerzsyndrome können die Akzeptanz der Leitlinien steigern.
→ siehe Beispiel 25

---

[27] World Health Organisation (1986) Cancer pain relief. World Health Organisation, Genf.
[28] World Health Organisation (1990) Cancer pain relief and palliative care - report of a WHO expert committee. WHO Technical Report Series No 804. World Health Organisation, Genf.
[29] World Health Organisation (1996) Cancer pain relief: with a guide to opioid availability. 2. Auflage ed. World Health Organisation, Genf.

Beispiel 24: Stellenwert der Arzneimitteltherapie im Gesamttherapiekonzept
(aus der Leitlinie Therapieempfehlung Tumorschmerzen der AkdÄ, S. 7)

< beispielhaft wegen inhaltlicher Aspekte >

Nichtmedikamentöse Therapie

Allgemeine Maßnahmen
Wenngleich die Einhaltung festgelegter Behandlungsstandards bei einer großen Zahl von Tumorpatienten Schmerzfreiheit oder zumindest Schmerzarmut erreicht, so darf nicht außer acht gelassen werden, dass Tumorpatienten darüber hinaus supportiver, verstehender, tröstender Begleitung auch im Glauben sowie sozialer Hilfen und zum Teil auch psychotherapeutischer Krisenintervention bedürfen. Dies gilt nicht allein für die Finalphase ihrer Erkrankung, sondern für den gesamten Verlauf des Tumorleidens.

Psychosoziale Maßnahmen
Neben psychoonkologischen Angeboten (z. B. patientenzentrierte Gesprächstherapie; stützende Gespräche: Partner- bzw. Familiengespräche) zur Krisenintervention bei bestehender auffälliger Diagnose- und/oder Krankheitsverarbeitung können gezielte Schmerzbewältigungstechniken, verhaltenstherapeutische Maßnahmen sowie Entspannungsverfahren eingesetzt werden. Natürlich ersetzen diese Therapien nicht eine suffiziente medikamentöse Schmerztherapie, die bei Tumorpatienten absoluten Vorrang hat.

Pharmakotherapie

Kausale Schmerztherapie
Wo immer eine Beeinflussung des Tumors bzw. seiner Metastasen erreicht werden kann, ist dies in der Regel mit einer Minderung, im günstigsten Fall sogar dem Verschwinden der Schmerzen verbunden (gilt nicht für therapiebedingte Schmerzen). Dabei spielt das Ausmaß der Remission häufig eine untergeordnete Rolle. Auch schon der Wachstumsstillstand kann eine Schmerzlinderung bedingen.

Bei einer bekannten Tumordiagnose müssen daher zunächst kausale Behandlungsmöglichkeiten wie Operation, Chemo-, Hormon-, Radioisotopen- oder Strahlentherapie in Betracht gezogen werden, die zu einer Beseitigung oder Verkleinerung des Tumors führen oder zumindest zur palliativen Therapie eingesetzt werden können. Natürlich ist die symptomatische Schmerztherapie nicht erst dann angezeigt, wenn kausale Behandlungsmöglichkeiten komplett ausgeschöpft sind. Häufig ist auch ein paralleles Vorgehen nötig und sinnvoll. Dies verpflichtet alle an der Therapie beteiligten Kollegen zu frühzeitigem interdisziplinären Zusammenarbeiten. So muss auch der Schmerztherapeut onkologische Therapiekonzepte überdenken.

Symptomatische Schmerztherapie
Bei der medikamentösen Tumorschmerztherapie zeigen sich sowohl die Notwendigkeit als auch die Grenzen der Evidenzbasierten Medizin (s. a. S. 2 »Evidenz in der Medizin«). Die Daten zur Evidenz, d. h. Belege zur Wirksamkeit der medikamentösen Therapie von tumorbedingten Schmerzen anhand aussagefähiger klinischer Studien, sind im Vergleich zu anderen Gebieten der Arzneimitteltherapie recht lückenhaft. Die Ursache hierfür liegt an verständlichen ethischen Bedenken gegenüber Placebo-kontrollierten Untersuchungen bei Tumorpatienten.

Andererseits sind pharmakologische Wirkungen der zum Einsatz kommenden Substanzen bekannt. Ergebnisse einzelner klinischer Studien zur Beeinflussung des Tumorschmerzes (s. u.) und Meta-analysen zur Opioidtherapie bei anderen chronischen Schmerzen[14, 15] zeigen die Effizienz der Therapie. Nicht zuletzt ist die klinische Wirksamkeit für Arzt und Patient gleichermaßen offensichtlich (»evident«).

Beispiel 25: Zusammenfassung der Kernaussagen zur Tumorschmerztherapie

(externe Quelle: Deutsche Gesellschaft zum Studium des Schmerzes (DGSS) in Zusammenarbeit mit der Deutschen Gesellschaft für Palliativmedizin (DPG), Anleitung zur Tumorschmerztherapie bei Erwachsenen, 6. Aufl. 1999)

<kurze und übersichtliche Darstellung, jährliche Aktualisierung >

Regeln der medikamentösen Therapie

- ☐ Art und Wirkung einer Vormedikation beachten
- ☐ Orale Applikation bevorzugen
- ☐ Parenterale Gabe nur in Ausnahmefällen: (z. B. bei Dysphagie, Stomatitis, Bewußtseinstrübung, Erbrechen, Schmerzattacken)
- ☐ Regelmäßige Analgetikagabe nach 24-h Zeitschema
- ☐ Individuelle Dosierung (keine Angst vor hohen Dosen!)
- ☐ Analgetische Zusatzmedikation beim Auftreten von Schmerzspitzen, Berücksichtigung von Adjuvantien (s.a.: Abschnitt 6)
- ☐ Prophylaxe von Nebenwirkungen (s. a.: Abschnitt 6)
- ☐ Bei Dauerschmerzen grundsätzlich langwirkende Präparate bevorzugen
- ☐ Für Bedarfsmedikation („Rescue") normalfreisetzendes (nichtretardiertes) Opioid wählen.
- ☐ Bei Dosiseskalation oder nicht beherrschbaren Nebenwirkungen einen Wechsel des Opioids erwägen!
- ☐ Bei Therapieumstellung Orientierung an Äquipotenztabelle (cave: individuelle Dosistitration erforderlich!). Besondere Vorsicht bei Umstellung auf L-Methadon oder Fentanyl TTS bzw. bei Änderung des Applikationsweges. Im Zweifel erfahrenen Schmerztherapeuten konsultieren.
- ☐ Schriftliche Einnahmeanleitung für Patient und Angehörige
- ☐ Regelmäßige Kontrolle der analgetischen Wirkung (z. B. mit Schmerzskala)
- ☐ Anpassung der Schmerztherapie bei: unzureichender Wirkung / nicht beherrschbaren Nebenwirkungen / Veränderung der Schmerzsymptomatik.
- ☐ An den Einsatz von anderen Therapieverfahren denken!
- ☐ Bei „therapieresistenten" Schmerzen an psychosoziale Ursachen denken. Entsprechende Exploration durchführen, eventuell gezielte Überweisung bzw. Einschaltung eines Psychologen oder psychosomatisch kompetenten Arztes.

C.7.7.1 Pharmakotherapie

Problem: inadäquate medikamentöse Behandlung von Tumorschmerzen

Die Pharmakotherapie ist für die Mehrzahl der Patienten die wesentliche, aber nicht die einzige Option bei der symptomatischen Behandlung von Tumorschmerzen, unabhängig von den Möglichkeiten einer kausalen Therapie. Die in Abhängigkeit von der Zielgruppe der Leitlinien einzusetzenden Arzneimittel unterscheiden sich nicht nur hinsichtlich ihrer Wirkmechanismen (Cyclooxygenasehemmer, Opioide, Koanalgetika), sondern auch in ihrer Indikation (Schwere des Schmerzes, spezielle Patientengruppen), ihrer Wirksamkeit (Minderung des Schmerzes), ihrer Sicherheit (unerwünschte Arzneimittelwirkungen), ihrer Verträglichkeit (Lebensqualität) und ihrer Kosten.
In Deutschland erfolgt eine im internationalen Vergleich mangelhafte medikamentöse Behandlung von Tumorschmerzen. Gründe bestehen unter anderem in der Überschätzung der unerwünschten Wirkungen sowie in der mangelnden Vertrautheit von Ärzten mit der Verschreibung von Arzneimitteln, die der Betäubungsmittelverschreibungsverordnung unterliegen.

Problem: Beschränkte Beweislage zur medikamentösen Behandlung

In der Behandlung von Tumorschmerzen stehen für viele der eingesetzten Wirkstoffe Belege der Wirksamkeit im Sinne randomisierter, geblindeter, kontrollierter klinischer Studien nur eingeschränkt zur Verfügung. Dennoch wird die verfügbare Information unter Berücksichtigung der klinischen Notwendigkeit einer adäquaten Behandlung der Patienten für ausreichend gehalten, um evidenzbasierte Empfehlungen für die medikamentöse Behandlung zu geben.

Vorschlag:

Folgende Einzelaspekte zu den in der Behandlung von Tumorschmerzen einzusetzenden Wirkstoffen sollten in einer Leitlinie Berücksichtigung finden:

> Angabe der relevanten Wirkstoffklassen, Begründung und Darstellung eines abgestuften Vorgehens sowie der Kombination von Wirkstoffen
> Begründete Auswahl einzelner Wirkstoffe aus der Vielzahl der verfügbaren Substanzen in den jeweiligen Wirkstoffklassen
> Charakterisierung der ausgewählten Wirkstoffe
> Darstellung anderer, selten eingesetzter sowie obsoleter Wirkstoffe
> Einbeziehung des Patienten
> Laborkontrollen
> Verweis auf weitere medikamentöse Therapiemöglichkeiten
> Berücksichtigung spezieller Probleme des Arztes mit der Opioid-Behandlung
> Ökonomische Aspekte.

C.7.7.1.1. Angabe der relevanten Wirkstoffklassen, Begründung und Darstellung eines abgestuften Vorgehens sowie der Kombination von Wirkstoffen

Vorschlag:

> ➤ In einer Leitlinie zur Behandlung von Tumorschmerzen sollen folgende Analgetikaklassen berücksichtigt werden: Nicht-Opioid-Analgetika, aufgeteilt in COX1-Hemmer, COX2-Hemmer, Metamizol; schwach wirksame Opioide; stark wirksame Opioide.
> → siehe Beispiel 26

Beispiel 26: Angabe der relevanten Wirkstoffklassen
(aus der Leitlinie Therapieempfehlung Tumorschmerzen der AkdÄ, Zusammenfassung, S.2)
< übersichtliche Zusammenfassung der wichtigsten Informationen
Anmerkung: Dabei wird jedoch das nicht indizierte Paracetamol auch aufgeführt. >

Tabelle 1: Beispiele für Analgetika (orale Darreichungsform), die sich zur Therapie nach Stufenplan eignen, mit wichtigen unerwünschten Arzneimittelwirkungen (UAW) und Arzneimittelreaktionen (A).
Beachte: Die Verordnung der Stufe I Präparate sollte in fixen Dosierungen erfolgen. Die Opioide der Stufe II sollten nicht oberhalb der angegeben Dosis eingesetzt werden. Opioide der Stufe III müssen individuell titriert werden und können im Einzelfall die angegebenen Dosierungen weit überschreiten.

Wirkstoff	Tagesdosierung (mg)	Wirkungsdauer (h)
Stufe I nach WHO		
Paracetamol	4-6 x 500-1.000	4-6
UAW: Bronchospasmus ("Analgetika-Asthma"), toxische Hepatitis (bei Dosierungvon > 8-10 g/d) IA: *Phenobarbital, Phenytoin, Carbamazepin, Rifampicin, Alkoholmissbrauch:* verstärkte Leberschädigung; Wirkungsverstärkung von oralen Antikoagulanzien möglich; *Zidovudin:* Neutropenie		
Acetylsalicylsäure	4-6 x 500-1.000	4-6
Ibuprofen retard	2 x 800	12
Naproxen	2 x 500	12
Diclofenac retard	2 x 50-150	12
UAW: Übelkeit, Erbrechen, Magen-Darm-Ulzera, Bronchospasmus und anaphylaktischer Schock (Analgetika-Intoleranz), Transaminasenanstieg, Kreatininanstieg, Nierenversagen, Blutdruckanstieg, Blutbildstörung, Ödeme IA: *Antikoagulanzien:* Wirkungsverstärkung; *Kortikoide, Alkohol:* erhöhtes Blutungsrisiko; *Digoxin, Lithium, orale Antidiabetika, Methotrexat, Valproinsäure:* Wirkungsverstärkung; *Diuretika, Antihypertonika:* Wirkungsabschwächung; *Kombination mit ACE-Hemmern:* erhöhte Gefahr einer Nierenfunktionsstörung		
Metamizol	4-6 x 500-1.000	4-6
UAW: Blutdruckabfall, Leukopenie, Agranulozytose, anaphylaktischer Schock (bei schneller i. v.-Gabe, extrem selten bei oraler Gabe) IA: *Ciclosporin:* Wirkungsabschwächung		
Stufe II nach WHO		
Dihydrocodein retard	2-3 x 60-180	8-12
Tramadol retard	2-3 x 100-300	8-12
Tilidin-Naloxon retard	2-3 x 100-200 (bezogen auf Tilidin)	8-12
UAW: Obstipation, Übelkeit, Erbrechen, Sedierung, Allergien, Blutdruckabfall, Cave: Kumulation IA: *Sedativa, Droperidol, Alkohol:* verstärkte Sedierung bzw. Atemdepression; *SSRI, trizyklische Antidepressiva, MAO-Hemmer:* Krämpfe, Halluzinationen, Beeinträchtigung der Herz-Kreislauffunktion; *Carbamazepin:* verringerte Analgesie; *Muskelrelaxanzien:* Wirkungsverstärkung		
Stufe III nach WHO (BtMVV beachten!)		
Morphin	6 x 5-500	4
Morphin retard	2-3 x 10-500	8-12
Morphin retard II	1-2 x 20-500	12-24
Buprenorphin	3-4 x 0,2-1,2	6-8
Fentanyl TTS	0,6-12 (transdermal!)	48-72
Oxycodon retard	2-3 x 10-400	8-12
Hydromorphon retard	2-3 x 4-200	8-12
UAW: Obstipation, Übelkeit, Erbrechen, Sedierung, Allergien, Blutdruckabfall, Cave: Kumulation		
IA: *Sedativa, Droperidol, Alkohol:* verstärkte Sedierung bzw. Atemdepression; *SSRI, trizyklische Antidepressiva, MAO-Hemmer:* Krämpfe, Halluzinationen, Beeinträchtigung der Herz-Kreislauffunktion; *Carbamazepin:* verringerte Analgesie; *Muskelrelaxanzien:* Wirkungsverstärkung		

Tabelle 3: Wirkstoffe zur Therapie neuropathischer Schmerzen od. Schmerzen durch Nervenkompression (Auswahl) sowie wichtige unerwünschte Arzneimittelwirkungen (UAQ) und Arzneimittelinteraktionen (IA)		
Wirkstoff-/gruppe	Startdosis (mg/die)	Höchstdosis (mg/die)
Trizyklische Antidepressiva (neuropathische Schmerzen)		
Amitriptylin	10-25 (zur Nacht)	selten > 150
Doxepin	10-25 (zur Nacht)	selten > 150
Clomipramin	2 x 10 (tagsüber)	selten > 150
Imipramin	2 x 10 (tagsüber)	selten > 150
UAW: Sedierung, anticholinerge Wirkung (Mundtrockenheit, Akkomodationsstörungen, Tachyarrhythmien, cave bei Glaukom und Prostatahypertrophie), orthostatische Dysregulation, Senkung der Krampfschwelle		
IA: Wirkungsverstärkung von *direkten Sympathomimetika, MAO-Hemmern*, Verteilung der antichotinergen Wirkung von *Atropin, Antihistaminika, Neuroleptika, Parkinsontherapeutika* und der sedierenden Wirkung von *Alkohol* und anderen *sedativ-hypnotisthen Wirkstoffen*. Abschwächung der Wirkung von *Clonidin*		
Antikonvulsiva (neuropathische Schmerzen)		
Carbamazepin	100-200 (ggf. retard)	1200, Blutspiegelkontrolle (5-10 mg/l)
Phenytoin	100-200	400, Blutspiegelkontrolle (5-20 mg/l)
Clonazepam	0,5-1 (zur Nacht)	4-8
Gabapentin	3 x 100	2.400
UAW: Sedierung, Schläfrigkeit, Ataxie, Verwirrung, Störung der Bewegungskoordination, Appetitlosigkeit, Blutbildveränderungen, Leberfunktionsstörungen; bei *Phenytoin, Carbamazepin:* Herzrhythmusstörungen, **IA:** siehe Fachinformation		
Glucocorticosteroide (Nervenkompression, Hirndruck)		
Dexamethason	3-10 (morgens)	Erhaltungsdosis: 0,5-4
UAW: Steigerungen des Augeninnendrucks, Euphorie, Depression, Gereiztheit, Appetit- und Antriebssteigerung, Erhöhung von Blutzucker, Serumnatrium (Ödeme) und Blutdruck, vermehrte Kaliumausscheidung, Erhöhung des Thromboserisikos **IA:** *Herzglykoside:* Glykosidwirkung durch Kaliummangel verstärkt; *Saluretika:* zusätzliche Kaliumausscheidung; *Antidiabetika:* verminderte Blutzuckersenkung; *nichtsteroidale Antiphlogistika/Antirheumatika:* erhöhte Ulkusgefahr; *Cumarin-Derivate:* verminderte Gerinnungshemmung		

➢ Das 3-Stufen-Schema der WHO soll erläutert werden.
   Dabei sollte die Wirkstärke der einzelnen Analgetikagruppen für das abgestufte Vorgehen und deren unterschiedlicher Wirkungsmechanismus für die Möglichkeit einer Kombination als Begründung genannt werden.
   → siehe Beispiel 27

➢ Ko-Analgetika mit Beeinflussung des Schmerzes bzw. der Schmerzwahrnehmung und -verarbeitung (z. B. Antidepressiva) sind zu unterscheiden von Wirkstoffen, die zur Behandlung unerwünschter Wirkungen der indizierten Arzneimittel gegeben werden (z. B. Laxantien), und von solchen, die weitere Folgen der Tumorerkrankung bekämpfen (z. B. Glukokortikoide bei Hirndruckzeichen).
   → siehe Beispiel 28

Beispiel 27: WHO-Stufen-Schema
(aus der Leitlinie Therapieempfehlung Tumorschmerzen der AkdÄ, S. 8, Abb. 2)

< klare und einprägsame Darstellung von Basiswissen >

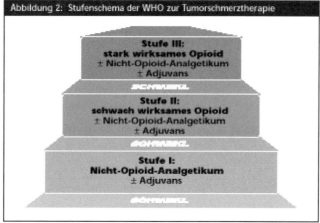

Beispiel 28: Indikationsbezogene Informationen zu Koanalgetika

(Quelle: L. Radbruch, et al., Therapie chronischer Schmerzen - Leitfaden für Klinkärzte , S.10-11)

< übersichtliche Zusammenfassung der wichtigsten Informationen >

Gruppe	Medikament	Dosis	Indikation	Bemerkungen
Antidepressiva Hemmung der neuronalen Wiederaufnahme von Monoaminen	*Amitriptylin:* Saroten, Saroten ret. *Doxepin:* Aponal, Sinquan *Clomipramin:* Anafranil	25-75 (-150) mg/d 30-75 mg/d 10-50 mg/d	Neuropathische Schmerzen *Brennschmerzen*	NW: Anticholinerg: Herzrhythmusstörungen, selten Leberfunktionsstörungen. Einschleichende Dosierung, Wirkmaximum erst nach 5-14 Tagen, mehr NW in der Einstellungsphase
Antikonvulsiva Membranstabilisierung der Nervenzellen	*Carbamazepin:* Tegretal, Timonil, Tegretal ret., Sirtal ret., Timonil ret. *Clonazepam:* Rivotril *Gabapentin:* Neruontin	(200-) 400- 1600 mg/d 1-3 mg/d (100-) 300 – 2700 mg/d	Neuropathische Schmerzen, Elektrisierende, einschießende Schmerzen	NW: Sedierung, Schwindel, selten Herzrhythmusstörungen (Carbamazepin), Allergie Bei Pankreatitis kontraindiziert
Kortikosteroide Antiphlogistische und antiödematöse Wirkung	*Dexamethason:* Fortecortin Prednisolon	initial 8-24 mg/d Erhaltungsdosis 2-4 mg/d	Infiltration/Kompression von Nerven oder Plexus, Tumoren im Kopf-/Hals-Bereich oder im kleinen Becken, Hirndruck, Leberkapselspannungsschmerz	NW: Übelkeit, Erbrechen, Ödeme, Euphorie, Appetitsteigerung (evtl. therapeutisch zu nutzen) selten Psychose, Glaukom
Bisphosphonate Hemmung der Osteoklasten	*Clodronat:* Ostac *Pamidronat:* Aredia *Ibandronat:* Bandronat	2 Filmtbl. (1040 mg) abends 30-60 mg/ 3-4 Wochen iv 1-2 mg/ 3-4 Wochen iv	Schmerzen bei Knochenmetastasen Pathologische Fraktren Hyperkalzämie	NW: Übelkeit, Erbrechen. Bei oraler Zufuhr Resorption durch gleichzeitige Nahrungsaufnahme stark reduziert, iv- Therapie vorzuziehen
Calcitonin	*Lachs-Calcitonin:* Karil *Human-Calcitonin:* Cibacalcin	initial 100-200 IE/d iv, Erhaltungs- dosis 100 IE/alle 2-3 Tage sc	Schmerzen bei Knochenmetastasen Hyperkalzämie	NW: Übelkeit, Erbreche. Gerine Effektivität, Bisphosphonate sind vorzuziehen
Muskelrelaxantien	*Tetrazepam:* Musaril *Diazepam:* Valium *Chlormezanon:* Muskel-Trancopal	25-400 mg/d 5-20 mg/d 400-1200 mg/d	Myogelosen, Hartspann	NW: Sedierung, Schwindel. Zusätzlich Massagen, Wärme etc.

C.7.7.1.2. Begründete Auswahl einzelner Wirkstoffe aus der Vielzahl der verfügbaren Substanzen in den jeweiligen Wirkstoffklassen

Vorschlag:

> In einer Leitlinie zur Behandlung von Tumorschmerzen sollen innerhalb der einzelnen Substanzklassen bevorzugte Wirkstoffe genannt werden, sofern eine evidenzbasierte Begründung für eine solche Bevorzugung vorliegt. Dabei haben valide klinische Studien mit klinisch relevanten Endpunkten gegenüber pathophysiologischen Überlegungen definitiv im Vordergrund zu stehen.

> Bei der Bewertung des Risikoprofils der einzelnen Wirkstoffe sollen auch Daten zur unerwünschten Wirkungen bei anderen Patientengruppen herangezogen werden, wenn entsprechende Daten bei Tumorpatienten fehlen und kein Hinweis darauf besteht, dass das entsprechende Risiko bei Tumorpatienten anders zu beurteilen ist (z. B. Ulkusrisiko durch bestimmte Nicht-Opioid-Analgetika).

C.7.7.1.3. Charakterisierung der ausgewählten Wirkstoffe

Vorschlag:

In einer Leitlinie zur Behandlung von Tumorschmerzen sollen folgende Angaben zu den ausgewählten Wirkstoffen gemacht werden:

> - Indikationsbezogene Einordnung im Stufenschema
>   → siehe Beispiele 29, 30
> - Dosierung (individuell angepasst) mit Applikationsweg (z. B. oral) und Zubereitungsform des Wirkstoffes (z. B. als Retardtablette), einschließlich Äquivalenzdosen verschiedener Opiate
>   → siehe Beispiel 31
> - Wirkungsdauer
> - wichtige Kontraindikationen bzw. wichtige unerwünschte Wirkungen einschließlich der Möglichkeiten ihrer Vermeidung bzw. Behandlung, wichtige Interaktionen
>   → siehe Beispiel 32
> - Besonderheiten des Einsatzes bei bestimmten Patientengruppen (Patienten mit Niereninsuffizienz, mit Leberinsuffizienz, u. U. mit anderen zusätzlichen Erkrankungen; Kinder, etc.)
>   → siehe Beispiel 33, 29

Die wichtigsten Informationen sollten übersichtlich und anwenderorientiert dargestellt werden.
→ siehe Beispiel 34

Beispiel 29: Indikationsbezogene Medikamentenübersicht

(Quelle: L. Radbruch, et al., Therapie chronischer Schmerzen - Leitfaden für Klinkärzte, S.14-15)

< übersichtliche Zusammenfassung der wichtigsten Informationen >

5. Analgetische Medikation bei Schluckstörung (über PEG/Magensonde/rektal)

Wirkstoff	Medikament	Wirkdauer	Dosierung PEG/Magensonde	Dosierung rektal
Nichtopioide				
Metamizol	Novalgin Novaminsulfon	4h	20 Tropfen = 500 mg	1 Suppositorium = 1000 mg
Paracetamol	Ben-u-ron	4h	5 ml Saft = 200 mg	1 Suppositorium = 125, 250, 500, 1000 mg
Diclofenac	Voltaren dispers	8-12 h	1 Tablette = 50 mg (aufzulösen)	1 Suppositorium = 100 mg
Naproxen	Proxen	8-12 h	10 ml Saft = 500 mg	1 Suppositorium = 250, 500 mg
Niederpotente Opioide				
Tramadol	Tramundin	4h	20 Tropfen = 50 mg	1 Suppositorium = 100 mg
Tilidin + Naloxon	Valoron N	4h	20 Tropfen = 50 mg	
Hochpotente Opioide				
Morphin	Lösung nach NRF 2.4 rezeptiert Morphin Merck	4h	1 ml 0,1 %iger Lösung = 1mg	
	Tropfen 0,5 %/2 %	4h		
	MST Retard-Granulat	(8-) 12h	Retardgranulat 20, 30, 60, 100, 200 mg; sondengängig!	
	MST Continus	(12-) 24h	Retardkapseln 30, 60 ,100, 200 mg; Inhalt sondengängig!	
	Capros	(8-) 12h	(Kapsel öffnen, Granulat trocken direkt in Sonde schütten)	
	M-long	(8-) 12h	wie Capros	
	MSR Mundipharma	4-6h	1 Suppositorium = 10,20, 30 mg	
Methadon	L-Polamidon	12-24h	1 ml = 5mg	
Palladon	Hydromorphon	12h	Retardkapseln 4, 8, 16, 24 mg	
Koanalgetika				
Clonazepam	Rivotril	8h	1 Tropfen = 0,1 mg	
Doxepin	Aponal	(8-) 24 h	1 ml = 10 mg	

Merke: Bei Sonderapplikation immer gut mit Sondennahrung, Tee oder Wasser nachspülen, besonders bei MST Continus, Capros, M-long (Granula) und Proxen (klebriger Saft)!

In Ausnahmefällen können auch MST Retardtabletten rektal appliziert werden.

6. Nichtinvasive parenterale analgetische Therapie
Temgesic sublingual

·Resorption bucchal (über Mundschleimhaut)
Einzelheiten siehe Seite 8

Durogesic: Fentanyl transdermal

- Indikation:
    - Patienten mit Schluckstörungen aufgrund von Tumoren im Kopf-Hals-Bereich oder mit ausge-prägten gastrointestinalen Symptomen, eventuell auch bei einer umfangreichen oralen Medi-kation, die der Patient verringern möchte. Die transdermale Therapie kann einen Missbrauch nicht verhindern, das Aufkleben mehrerer Pflaster, sogar ein Abziehen des Inhalts in eine Spritze und Injektion iv ist denkbar.
    - Patient mit chronischen Nicht-Tumorschmerzen

- Umrechnungsfaktor bei Vortherapie mit oralem Morphin 100:1
  (z. B. 60 mg MST/Tag = 0,6 mg; Durogesic/Tag = 1 Pflaster Durogesic TTS 25 µg/h)

- Pflastergrößen 10-40 cm², Abgabe 25-100 µg/h = 0.6 – 2.4 mg/d, eventuell müssen mehrere Pflaster kombiniert werden

- Auf intakte Haut kleben

- Nach Diffusion durch die Hornschicht bildet sich ein intrakutanes Fentanyl-Depot im Stratum corneum aus, bei Aufkleben des Pflasters auf vorgeschädigte Haut (Rasieren vor Applikation, Waschen mit Seife oder Alkohol, Hautstellen unter Radiatio) kann es schnell zu einer Überdosierung kommen.

- Bei erhöhter Hauttemperatur kann es zu einer Überdosierung kommen (bei Fieber, Wärmflasche auf dem Pflaster)

- Ersten Pflasterwechsel soll Patient nur unter Anleitung durchführen

- Pflaster morgens aufkleben: Anschlagszeit 12 - 24 Stunden

- Schnellwirksames, nicht retardiertes Morphin (z. B. Sevredol) bei Bedarf verordnen zur Therapie von Schmerzspitzen („Durchbruchsschmerzen")

- Pflasterwechsel alle 3 Tage, in Ausnahmefällen alle 2 Tage

- Bei Umstellung von einem anderen retardierten Opioid: Einnahme noch am Morgen, dann absetzen.

- Bei Therapiebeginn (z. B. Umstellung von WHO-Stufe 2) in der Regel mit Durogesic TTS 25 µg/h be-ginnen

- Bei vorzeitiger Lösung des Pflasters: Neues Pflaster aufkleben

- Verbrauchte Pflaster enthalten noch Fentanyl

- Bei Überdosis: Nach Entfernen des Pflasters gibt das intrakutane Depot noch 16 (-30) Stunden Fenta-nyl ab. Überwachung über 24 Stunden ist notwendig, Antagonisierung eventuell mehrmals (Wirkdauer von Naloxon ca. 30 Minuten!)

Beispiel 30: Übersicht über die Medikamente des WHO-Stufenschemas bei parenteraler invasiver Therapie

(Quelle: L. Radbruch, et al., Therapie chronischer Schmerzen - Leitfaden für Klinkärzte, S.18-19)

< übersichtliche Zusammenfassung der wichtigsten Informationen >

7. Invasive parenterale analgetische Therapie:

Wirkstoff	Medikament	Dosis	Bemerkungen
Nichtopioide			
Metamizol	Novalgin Novaminsulfon	1 Ampulle = 500, 2500 mg 5 (-6) g/d	Mittel der 1. Wahl für WHO-Stufe I
Diclofenac	Voltaren, Diclo, Duravol-ten	1 Ampulle = 75 mg bis 75-150 mg/d	
Niederpotente Opioide			
Tramadol	Tramundin 100	1 Ampulle = 100 mg bis 400 mg/d	iv, im, sc Mittel der 1. Wahl für WHO-Stufe II
Pethidin	Dolantin	1 Ampulle = 100 mg	iv, im, sc. Postoperativ <u>Cave:</u> konvulsive Wirkung (Kumulation des Metaboliten Norpethidin)
Hochpotente Opioide			
Morphin	MST Mundipharma Morphin Merck	1 Ampulle = 10, 20, 100, 200 mg 1 Ampulle = 10, 20, 100 mg	sc, im, iv, epidural, intrathekal, Mittel der 1. Wahl für WHO-Stufe III
Methadon	L-Polamidon	1 Ampulle = 2.5 mg	iv, im, sc
Piritramid	Dipidolor	1 Ampulle = 15 mg	iv, im (sc). Häufig zur postoperativen Schmerztherapie eingesetzt
Buprenorphin	Temgesic	1 Ampulle = 0,3 mg	iv, im, (intrathekal). Partieller Agonist, <u>Cave:</u> bei Dauermed. mit reinem Agonisten führt die Injektion eines partiellen Agonisten/Antagonisten evtl. zum Entzug!
Pentazocin	Fortral	1 Ampulle = 30 mg	iv, im, sc. Agonist/Antagonist, <u>Cave:</u> wie bei Buprenorphin! Häufig Dysphorie nach Injektion, sollte nicht eingesetzt werden. Zur längerfristigen Schmerztherapie weniger zu empfehlen.
Fenanyl	Fentanyl	1 Amp = 0,1, 0,5 mg	iv (epidural, intrathekal)

<u>Merke:</u> Invasive Therapie nur, wenn enterale oder transdermale Therapien nicht mehr möglich sind. Bei Langzeittherapie möglichst subkutane Applikation, intramuskuläre Applikation ist für Langzeittherapie nicht geeignet.

Wirkstoff	Medikament	Dosis	Bemerkungen
Koanalgetika			
Clonazepam	Rivotril	1 Ampulle = 1 mg	iv bei neuropathischen (Tumor-) Schmerzen
Doxepin	Aponal	1 Ampulle = 25 mg	iv, im bei neuropathischen (Tumor-) Schmerzen
Amitriptylin	Saroten	1 Ampulle = 50 mg	iv, im bei neuropathischen (Tumor-) Schmerzen
Dexamethason	Fortecortin	1 Ampulle = 4, 8, 40, 100 mg	iv, im bei Tumorödem, neuropathischen Tumorschmerzen, bei tumorbedingten Lymphödem

Beispiel 31: Äquivalenzdosierungen

(aus der Leitlinie Therapieempfehlung Tumorschmerzen der AkdÄ S. 13, Tabelle 7)
< übersichtliche Zusammenfassung der wichtigsten Informationen >

Tabelle 7: Äquivalenzdosierungen starker oraler Opioide (nach Stufe III WHO)		
	Tagesdosis	**Dosisbeispiel/Tag**
Morphin	60 mg	3 x 20 mg (retardiert I) 1 x 60 mg (retardiert II)
Alternativen zur oralen Verabreichungsform von Morphin:		
rektal	60 mg	6 x 10 mg
s. c.	20 mg	6 x 3 mg
i. v.	20 mg	6 x 3 mg
epidural	6 mg	3 x 2 mg
intrathekal	0,6 mg	3 x 0,2 mg
Oxycodon	40-60 mg	2-3 x 20 mg (retardiert)
Hydromorphon	8-12 mg	2-3 x 4 mg (retardiert)
Äquivalenzdosierungen bei alternativen Applikationsformen :		
Buprenorphin sublingual	1,2 mg	3 x 0,4 mg
Fentanyl transdermal	0,6 mg	25 µg/h für 48-72 Std.

Beispiel 32: Charakterisierung der ausgewählten Wirkstoffe

(aus der Leitlinie Therapieempfehlung Tumorschmerzen der AkdÄ, S. 9, Tabelle 4)
< übersichtliche Zusammenfassung der wichtigsten Informationen >

Tabelle 4: Beispiele für Analgetika (orale Darreichungsform), die sich zur Therapie nach Stufenplan eignen sowie wichtige unerwünschte Arzneimittelwirkungen (UAW) und Arzneimittelinteraktionen (IA).
pk: pharmakokinetische IA, pd: pharmakodynamische IA.
Beachte: Die Verordnung der Stufe 1-Präparate sollte in fixen Dosierungen erfolgen. Die Opioide der Stufe 2 sollten nicht oberhalb der angegebenen Dosis eingesetzt werden. Opioide der Stufe 3 müssen individuell titriert werden und können im Einzelfall die angegebenen Dosierungen weit überschreiten.

Wirkstoff	Tagesdosierung (mg)	Wirkungsdauer (h)	Wichtige UAW/IA
Stufe I nach WHO			
Paracetamol	4–6 x 500–1.000	4–6	UAW: Bronchospasmus (»Analgetika-Asthma«), toxische Hepatitis (bei Dosierung von > 8–10 g/die)
			IA: *Phenobarbital, Phenytoin, Carbamazepin, Rifampicin, Alkoholmissbrauch:* verstärkte Leberschädigung (pk); Wirkungsverstärkung von oralen *Antikoagulanzien* möglich (pk), *Zidovudin:* Neutropenie
Acetylsalicylsäure	4–6 x 500–1.000	4–6	UAW: Übelkeit, Erbrechen, Magen-Darm-Ulzera,
Ibuprofen retard	2 x 800	12	Bronchospasmus und anaphylaktischer
Naproxen	2 x 500	12	Schock (Analgetika-Intoleranz),
Diclofenac retard	2 x 50–150	12	Transaminasenanstieg, Kreatininanstieg, Nierenversagen, Blutdruckanstieg, Blutbildstörung, Ödeme
			IA: *Antikoagulanzien:* Wirkungsverstärkung (pd), *Kortikoide, Alkohol:* erhöhtes Blutungsrisiko (pd), *Digoxin, Lithium, orale Antidiabetika, Methotrexat, Valproinsäure:* Wirkungsverstärkung (pk); *Diuretika, Antihypertonika:* Wirkungsabschwächung (pd); Kombination mit *ACE-Hemmern:* erhöhte Gefahr einer Nierenfunktionsstörung (pd)
Metamizol	4–6 x 500–1.000	4–6	UAW: Blutdruckabfall, Leukopenie, Agranulozytose, anaphylaktischer Schock (bei schneller i. v.-Gabe, extrem selten bei oraler Gabe)
			IA: *Ciclosporin:* Wirkungsabnahme (pk)
Stufe II nach WHO			
Dihydrocodein retard	2–3 x 60–180	8–12	UAW: Obstipation, Übelkeit, Erbrechen, Sedierung, Allergien, Blutdruckabfall,
Tramadol retard	2–3 x 100–300	8–12	Cave: Kumulation
Tilidin-Naloxon retard	2–3 x 100–200 (bezogen auf Tilidin)	8–12	IA: *Sedativa, Droperidol, Alkohol:* verstärkte Sedierung bzw. Atemdepression (pd);
Stufe III nach WHO			*SSRI, trizyklische Antidepressiva; MAO-*
Morphin	6 x 5–500	4	*Hemmer:* Krämpfe, Halluzinationen,
Morphin retard	2–3 x 10–500	8–12	Beeinträchtigung der Herz-Kreislauf-
Morphin retard II	1–2 x 20–500	12–24	funktion (pd), *Carbamazepin:* verringerte
Buprenorphin	3–4 x 0,2–1,2	6–8	Analgesie (pk), *Muskelrelaxanzien:*
Fentanyl TTS	0,6–12 (transdermal!)	48–72	Wirkungsverstärkung (pd)
Oxycodon retard	2–3 x 10–400	8–12	
Hydromorphon retard	2–3 x 4–200	8–12	

Beispiel 33: Besonderheiten des Einsatzes bei Leber- oder Nierenerkrankungen
(aus der Leitlinie Therapieempfehlung Tumorschmerzen der AkdÄ, S. 12, Tabelle 6)
< übersichtliche Zusammenfassung der wichtigsten Informationen >

Tabelle 6: Empfehlungen zur Therapie mit Analgetika bei Leber - und Niereninsuffizienz, ergänzt und vereinfacht nach Tegeder, Lötsch und Geißlinger		
Wirkstoff	**Leberinsuffizienz**	**Niereninsuffizienz**
Stufe I nach WHO **NSAR**		
Acetylsalicylsäure	Keine Gabe bei schwerer Leberinsuffizienz	vermeiden
Ibuprofen retard	Normale Dosis	vermeiden
Naproxen	Dosisreduktion	vermeiden
Diclofenac retard	NSAR	vermeiden
Analgetika		
Paracetamol	Anderes Analgetikum	Dosisreduktion bei stark reduzierter Nierenfunktion
Metamizol	Dosisreduktion	Dosisreduktion
Stufe II nach WHO **Opioide, schwach wirkend**		
Codein	vermeiden	Dosisreduktion
Dihydrocodein	keine Daten!	Dosisreduktion
Tramadol	Dosisreduktion	Dosisreduktion
Kombination:		
Tilidin und Naloxon	bei schwerer Leberinsuffizienz anderes Analgetikum	Normale Dosis
Stufe III nach WHO **Opioide, stark wirkend**		
Morphin	Dosisreduktion	Dosisreduktion
Buprenorphin	Keine Daten!	Normale Dosis
Fentanyl	Normale Dosis	Häufige Kontrollen, Alternative erwägen!
Oxycodon	Dosisreduktion	Dosisreduktion
Hydromorphon	evtl. Dosisreduktion bei schwerer Leberinsuffizienz	Dosisreduktion

Beispiel 34: Übersicht der wichtigsten Informationen zu den Medikamentengruppen des WHO-Stufenschemas

(Quelle: L. Radbruch, et al., Therapie chronischer Schmerzen - Leitfaden für Klinkärzte , S.6-9)

< *übersichtliche Zusammenfassung der wichtigsten Informationen, Angabe der Handelsnamen* >

Nichtopioide					
Wirkstoff	**Medikament**	**Wirkdauer**	**Dosis**	**Nebenwirkungen**	**Besonderheiten**
Metamizol	Novalgin Novaminsulfon Baralgin	**4h**	500 – 1000 mg 3 - 6 g/d	Hypotonie, Schwitzen, selten Allergien, Anaphylaxie vor allem bei zu schneller iv-Injektion	sehr gutes Verhältnis Wirkung / Nebenwirkungen, besonders effektiv bei visceralen Schmerzen (Koliken)
Paracetamol	Ben-u-ron	4h	500 – 1000 mg 3 – 6 g/d	> 10 g/d: Lebertoxizität	eher schwache Analgesie, Ausweichmedikament, bei Kindern 1. Wahl
Naproxen	Proxen	8-12h	500 mg 500-1500 mg/d	Übelkeit, Erbrechen, Gastrointestinale Blutung, Niereninsuffizienz, Asthma, Allergien	besonders effektiv bei Knochen-, Periost- und Weichteilschmerzen auch im Bereich der Mukosa (Mundhöhle). Prophylaktischer Magenschutz sinnvoll
Flurbiprofen	Froben	4 (-8)h	50 mg 150-300 mg/d	wie Naproxen	wie Naproxen NW und analgetischer Effekt etwas geringer ausgeprägt
Diclofenac	Voltaren Voltaren ret. Duravolten	4-8 (-12)h	50 mg 150 (-300) mg/d	wie Naproxen	wie Flubiprofen
Acetylsalicylsäure	ASS Aspirin	4h 3-6 g/d	500-1000 mg	wie Naproxen	wie Naproxen NW häufiger (vor allem gastrointestinal)

Niederpotente Opioide

Wirkstoff	**Medikament**	**Wirkdauer**	**Dosis**	**Nebenwirkungen**	**Besonderheiten**
Tramadol	Tramal, Tramundin, Tramadura Trama long Tramundin ret. (teilbar) Tramundin SL	4h (8-) 12h	50-100 mg 300-600 mg/d	Übelkeit, Erbrechen, Obstipation	Weniger Obstipation als bei anderen Opioiden, außer Opioid-Wirkung auch Hemmung der monoaminergen Bahnen
Dihydrocodein	DHC Mundipharma (teilbare) Retardtbl.	8-12h	60-120 mg 120-360 mg/d	weniger Übelkeit und Erbrechen, sonst wie Tramadol	ausgeprägte Obstipation
Tilidin + Naloxon	Valoron N Valoron N retard	4h 8-12h	50-100 mg 300-600 mg	weniger Übelkeit und Erbrechen, sonst wie Tramadol	
Dextropropoxyphen	Develin ret.	6-8h	150 mg 450-600 mg	weniger Übelkeit und Erbrechen, sonst wie Tramadol	

Hochpotente Opioide					
Wirkstoff	**Medikament**	**Wirkdauer**	**Dosis**	**Nebenwirkungen**	**Besonderheiten**
Morphin	Sevredol Morphin Merck Tropfen MST Mundipharma MST Retard-Granulat Capros M-long MST Continus	4h 4h (8-)12h 24h	initial: 5- 10 mg keine Obergrenze	Obstipation, Übelkeit, Erbrechen, Miktionsstörung, Sedierung, Juckreiz, Myoklonien selten: Atemdepression, Halluzinationen, Allergie	Mittel der Wahl NW z. T. therapeutisch nutzbar: bei Luftnot, Diarrhoe, Husten Obstipation ständig, andere NW oft nur in Einstellungsphase Merke: Patient mit Überdosis ist zyanotisch und bradypnoeisch, gibt aber keine Luftnot an!
Methadon	L-Polamidon	6-24h	initial 5 mg, keine Obergrenze	siehe Morphin	Ausweichmedikament wird häufig bei Patienten im Drogensubstitutionsprogramm eingesetzt. Langsame Ausscheidung, deshalb bei Langzeittherapie Gefahr der Akkumulation. Metabolisierung in der Leber, deshalb bei Niereninsuffizienz keine Akkumulation
Buprenorphin	Temgesic s.l. Temgesic forte	6-8h	0,2-0,4 mg 0,8-4 (-5) mg/d	siehe Morphin	Partieller Agonist, Ceiling Effekt bei 4-5 mg/d, (bei höheren Dosen keine Zu-nahme der Analgesie sondern nur mehr NW) Cave: Patient mit Morphin-Dauermedikation kann nach Gabe von Buprenorphin in Entzug kommen!
Oxycodon	OXYGESIC (Retardtablette)	12h	2 x 10 mg danach tageweise in 10 mg-Schritten	siehe Morphin	Opioidagonist Stufe 3, hohe orale Bioverfügbarkeit (60-87%), keine aktiven Metaboliten Indikation: starke bis sehr starke Nicht-Tumorschmerzen (Schmerzen des Bewegungsapparates, neuropathische Schmerzen), Tumorschmerzen.
Hydromorphon	Palladon (Retardkapseln)	12h	2 x 4 mg keine Obergrenze	siehe Morphin	reiner Opioid-Agonist stabile orale Bioverfügbarkeit (36%) niedrige Plasmaeiweißbindung (8%) keine aktiven Metabolite hohe analgetische Effektivität

Merke: Nicht alle Symptome unter analgetischer Medikation sind Nebenwirkungen! Tumor und chirurgische/radiologische/internistische Therapie verursachen auch Beschwerden!

C.7.7.1.4. Darstellung anderer, selten eingesetzter sowie nicht indizierter Wirkstoffe

Vorschlag:

> ➢ In einer Leitlinie zur Behandlung von Tumorschmerzen sollen Angaben zur Verwendung selten eingesetzter Substanzen gemacht werden (z. B. Levomethadon).
> → siehe Beispiel 35

Beispiel 35: Selten eingesetzte Wirkstoffe
(aus der Leitlinie Therapieempfehlung Tumorschmerzen der AkdÄ, S. 10)

< klare Aussage zur Anwendung von Pethidin bei Tumorschmerzen >

Die WHO gibt als Alternative zum Morphin z. B. Pethidin an, das jedoch nur eine kurze Wirkungsdauer und zudem einen toxischen Metaboliten besitzt. Levomethadon hat den Nachteil einer sehr variablen Wirkungsdauer.
In der Praxis haben sich langwirkende Opioide wie retardierte Morphintabletten mit 8–12 Stunden Wirkungsdauer oder Buprenorphin-Sublingualtabletten mit 6–8 Stunden Wirkungsdauer bewährt.

> ➢ Außerdem sollten Angaben zu nicht indizierten Wirkstoffen (z. B. Oxicame, Indometacin) gemacht werden.
> → siehe Beispiel 36

Beispiel 36: Nicht indizierte Wirkstoffe
(aus der Leitlinie Therapieempfehlung Tumorschmerzen der AkdÄ, S. 10)

Bei sonst weitgehend vergleichbaren Wirkungen und Nebenwirkungen von NSAR weisen aussagefähige epidemiologische Untersuchungen dennoch auf eine differentielle gastrointestinale Toxizität dieser Substanzen hin. Bestimmte NSAR, wie z. B. Ibuprofen und Diclofenac, zeigen dabei ein deutlich geringeres gastrointestinales Blutungsrisiko als z. B. Azapropazon oder Piroxicam[47, 48, 49, 50, 51, 52, 53].

> Die Leitlinie sollte beispielhafte Therapiepläne enthalten, um die Kombination von Analgetika, Koanalgetika und Begleitmedikamenten zu illustrieren.
> → siehe Beispiel 37

Beispiel 37: Therapiepläne zur Schmerzmedikation

(Quelle: L. Radbruch, et al., Therapie chronischer Schmerzen - Leitfaden für Klinikärzte, S.13)
< übersichtliche, patientengerechte Darstellung der wichtigsten Informationen >

Medikament	Einnahmezeiten						Indikation
	8:00 Uhr	Uhr	16:00 Uhr	Uhr	4:00 Uhr	Uhr	
MSI 200 mg Ret.-Tbl.	1					1	Schmerzmittel
Proxen 500 Tbl.	1					1	Schmerzmittel
Movicol	1-2 Btl.						Abführmittel
Zanic 300 Tbl.						1	Magenschutz
Saroten ret. 25 Tbl.						1	gegen Brennschmerzen
Rivotril Trpf.	3		3		5		gegen einschießende S.
Laxoberal Trpf.	10						Abführmittel
Bedarfsmedikation							
Sevredol 20 mg Tbl.	3 Tbl.						bei Schmerzen
Haldol Trpf.	5 Trpf.						bei Übelkeit
Rivotril Trpf.	3-5 Trpf.						bei einschießenden S.

C.7.7.1.5. Einbeziehung des Patienten

> Die Behandlung sollte gemeinsam mit dem Patienten und seinen Angehörigen erfolgen. (siehe auch C.7.4)
> → siehe Beispiel 38

Beispiel 38: Teambildung

(aus der Leitlinie Management of cancer pain, AHCPR, 1994, Internet-Version)
< klare Aussage zu den Aufgaben des Arztes >

Highlights of Patient Management

Effective pain management is best achieved by a team approach involving patients, their families, and health care providers. The clinician should:

- Discuss pain and its management with patients and their families.
- Encourage patients to be active participants in their care.
- Reassure patients who are reluctant to report pain that there are many safe and effective ways to relieve pain.
- Consider the cost of proposed drugs and technologies.
- Share documented pain assessment and management with other clinicians treating the patient.
- Know State/local regulations for controlled substances.

Es sollte weiterhin betont werden, dass der behandelnde Arzt sich von der Wirksamkeit seiner Therapie aus Sicht des Patienten überzeugen muss.

➤ Die Leitlinien sollten darauf hinweisen, dass der Arzt Ängste oder Missverständnisse insbesondere im Zusammenhang mit der Verordnung von Opioiden bei der Aufklärung berücksichtigen sollte.

C.7.7.1.6. Laborkontrollen

Vorschlag:

➤ In einer Leitlinie zur Behandlung von Tumorschmerzen sollten erforderliche Kontrollen bei der Gabe bestimmter Wirkstoffe definiert werden (z. B. Transaminasenbestimmung bei Langzeittherapie mit Antidepressiva)

C.7.7.1.7. Verweis auf weitere medikamentöse Therapiemöglichkeiten

Vorschlag:

➤ In einer Leitlinie zur Behandlung von Tumorschmerzen sollten weitere medikamentöse Therapiemöglichkeiten genannt werden, die bei unzureichender Wirksamkeit der vorgeschlagenen Maßnahme eingesetzt werden können und die in der Leitlinie nicht detailliert beschrieben werden (z. B. periphere Neurolysen, intrathekale oder rückemmarksnahe Applikation von Opioiden).
   → siehe Beispiel 39
➤ Diese Zusätze dürften insgesamt das Gewicht der vorrangigen medikamentösen Schmerztherapie nicht schmälern, sollten aber deutlich auf die Wichtigkeit und Indikation anderer Verfahren hinweisen.
   Vor allem sollten für die nicht spezialisierten Ärzte
   • Indikationen für invasive Therapieverfahren und Empfehlungen
   • Indikationen für den Zeitpunkt der Überweisung an ein spezialisiertes Zentrum aufgeführt werden.
➤ In der Leitlinie sollte festgehalten werden, dass diese Therapieverfahren nur von Spezialisten durchgeführt werden sollten.

Beispiel 39: Weitere medikamentöse Therapiemöglichkeiten

(Quelle: Deutsche Gesellschaft zum Studium des Schmerzes (DGSS) in Zusammenarbeit mit der Deutschen Gesellschaft für Palliativmedizin (DGP), Anleitung zur Tumorschmerztherapie bei Erwachsenen, 6. Aufl. 1999)

< Kurze und übersichtliche Darstellung der wichtigsten Informationen >

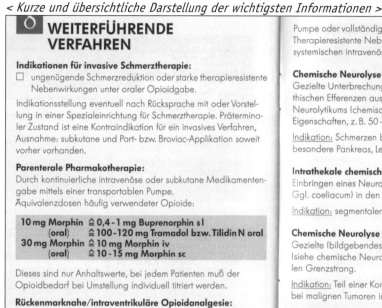

Einordnung der Arzneimitteltherapie in einen Gesamt-Therapieplan

Vorschlag:

➢ In einer Leitlinie zur Behandlung von Tumorschmerzen sollte der Stellenwert der Arzneimitteltherapie in einem Gesamt-Therapieplan mit nichtmedikamentöser Behandlung von Tumorschmerzen sowie darüber hinaus mit Bezug auf Behandlung der Tumorerkrankung, Behandlung von Tumorfolgeerkrankungen, psychische und soziale Betreuung angesprochen werden.

C.7.7.1.8. Berücksichtigung spezieller Probleme des Arztes mit der Opioid-Behandlung

Vorschlag:

➢ In einer Leitlinie zur Behandlung von Tumorschmerzen in Deutschland sollte aufgrund der besonderen Situation die häufig weit überbewertete Suchtproblematik bei der Gabe von Opioden zu dieser Indikation explizit diskutiert werden.
   → siehe Beispiel 40

Beispiel 40: Suchtproblematik
(aus der Leitlinie Therapieempfehlung Tumorschmerzen der AkdÄ, S. 13)

< ausgewählt aufgrund der Klarheit der Aussage mit Angabe der Inzidenz >

Eine psychische Abhängigkeit ist
bei korrekter Therapie im Sinne
einer Schmerzprohpylaxe eine aus-
gesprochne Rarität (0,003%)

➤ Zusätzlich sollten detaillierte Informationen zur Verschreibung von Betäubungsmitteln gegeben werden, die es dem Arzt erlauben, die empfohlenen Wirkstoffe und deren Zubereitungen ohne Hinzuziehen weiterer Informationsquellen korrekt zu verschreiben.

Problem: Betäubungsmittelverordnung

Für die Verordnung von Opioiden der WHO-Stufe 3 müssen in Deutschland die Vorschriften der Betäubungsmittelverordnung beachtet werden. So werden z. B. für die Verordnung spezielle dreiteilige Rezeptvordrucke benötigt (BTM-Rezepte). Die behandelnden Ärzte verfügen oft nicht über diese Vordrucke oder benutzen sie nicht aus Angst vor Sanktionen bei fehlerhaftem Ausfüllen.

Vorschlag:

➤ Die Leitlinie sollte ausführliche Informationen zur Betäubungsmittelverordnung enthalten:
  • Höchstdosierungen der Substanzen
  • Adresse und Formular für den Bezug der Betäubungsmittelrezepte
  • Anleitung zum Ausfüllen der BTM-Rezepte

Musterbeispiele können das Ausfüllen der Rezepte erleichtern.
→ siehe Beispiele 41, 42

Beispiel 41: Musterrezepte

(aus der Leitlinie Schmerztherapie bei Tumorpatienten - Ein Leitfaden, Ministerium für Arbeit, Gesundheit und Soziales Baden-Württemberg, 1994, S. 58-59)

< übersichtliche Darstellung und gute praktische Anwendbarkeit unter Berücksichtigung der Applikationsform >

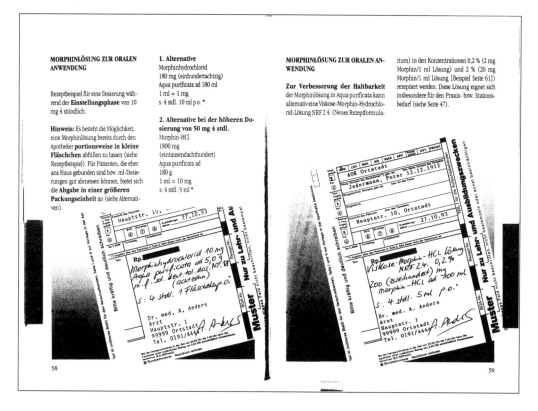

Anmerkung: Die Inhalte müssen der jeweils neuesten Fassung der BTM-Verodnung entsprechen.

Beispiel 42: Checkliste zum Ausfertigen von BTM-Rezepten

(aus der Leitlinie Schmerztherapie bei Tumorpatienten - Ein Leitfaden, Ministerium für Arbeit, Gesundheit und Soziales Baden-Württemberg, Anlage 5)

< praktischen und einfachen Anleitung zum Ausfüllen eines BTM-Rezeptes >

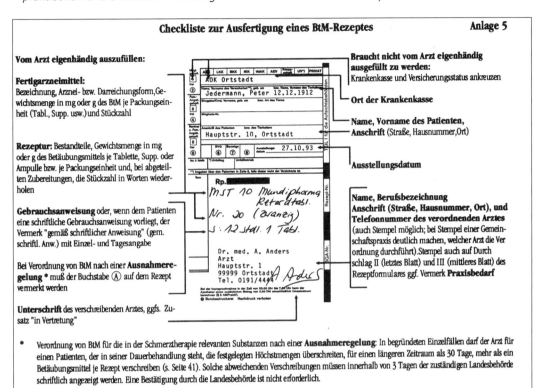

Checkliste zur Ausfertigung eines BtM-Rezeptes — Anlage 5

Vom Arzt eigenhändig auszufüllen:

Fertigarzneimittel: Bezeichnung, Arznei- bzw. Darreichungsform, Gewichtsmenge in mg oder g des BtM je Packungseinheit (Tabl., Supp. usw.) und Stückzahl

Rezeptur: Bestandteile, Gewichtsmenge in mg oder g des Betäubungsmittels je Tablette, Supp. oder Ampulle bzw. je Packungseinheit und, bei abgeteilten Zubereitungen, die Stückzahl in Worten wiederholen

Gebrauchsanweisung oder, wenn dem Patienten eine schriftliche Gebrauchsanweisung vorliegt, der Vermerk "gemäß schriftlicher Anweisung" (gem. schriftl. Anw.) mit Einzel- und Tagesangabe

Bei Verordnung von BtM nach einer **Ausnahmeregelung** * muß der Buchstabe Ⓐ auf dem Rezept vermerkt werden

Unterschrift des verschreibenden Arztes, ggfs. Zusatz "in Vertretung"

Braucht nicht vom Arzt eigenhändig ausgefüllt zu werden: Krankenkasse und Versicherungsstatus ankreuzen

Ort der Krankenkasse

Name, Vorname des Patienten, Anschrift (Straße, Hausnummer, Ort)

Ausstellungsdatum

Name, Berufsbezeichnung Anschrift (Straße, Hausnummer, Ort), und **Telefonnummer des verordnenden Arztes** (auch Stempel möglich; bei Stempel einer Gemeinschaftspraxis deutlich machen, welcher Arzt die Verordnung durchführt). Stempel auch auf Durchschlag II (letztes Blatt) und III (mittleres Blatt) des Rezeptformulares ggf. Vermerk **Praxisbedarf**

*   Verordnung von BtM für die in der Schmerztherapie relevanten Substanzen nach einer **Ausnahmeregelung**: In begründeten Einzelfällen darf der Arzt für einen Patienten, der in seiner Dauerbehandlung steht, die festgelegten Höchstmengen überschreiten, für einen längeren Zeitraum als 30 Tage, mehr als ein Betäubungsmittel je Rezept verschreiben (s. Seite 41). Solche abweichenden Verschreibungen müssen innerhalb von 3 Tagen der zuständigen Landesbehörde schriftlich angezeigt werden. Eine Bestätigung durch die Landesbehörde ist nicht erforderlich.

C.7.7.1.9. Ökonomische Aspekte

Vorschlag:

➢ In einer Leitlinie zur Behandlung von Tumorschmerzen in Deutschland sollten Angaben zur ökonomischen Aspekten der Therapiewahl gemacht werden.
→ siehe Beispiel 43

Beispiel 43: Pharmakoökonomische Aspekte
(aus der Leitlinie Therapieempfehlung Tumorschmerzen der AkdÄ, S. 21/22)

< Angaben zu ökonomischen Aspekten der Therapiewahl >

9. Pharmakoökonomische Aspekte

Die Arzneimittelkommission erkennt die Bedeutung von Kostenaspekten im Sinne einer wirtschaftlichen Arzneimittelverordnung. Bei unumstrittener Priorität der Qualitätssicherung wird sich die Arzneimittelkommission daher auch Fragen der Wirtschaftlichkeit nicht verschließen, sofern sie sich mit den Prinzipien einer rationalen Pharmakotherapie zum Wohle der Patienten in Einklang bringen lassen. In den Therapieempfehlungen der Arzneimittelkommission sind Einsparpotentiale implizit, denn auf lange Sicht ist eine rationale Pharmakotherapie zumeist auch eine rationelle Therapie. Hinsichtlich der Implementierung von Kosten-Nutzen-Analysen muss jedoch betont werden, dass es für die meisten therapeutischen Interventionen bislang nur eine unzureichende Datenlage gibt, die eine sichere Abschätzung ökonomischer Konsequenzen kaum gestattet (4). Zudem ist auf die Gefahr hinzuweisen, dass »mit Kosten-Nutzen-Analysen« … »soziale und moralische Entscheidungen pseudorational verdeckt« werden, »die eigentlich normativer Natur und daher nur politisch zu lösen sind« (5).

C.7.7.2. Nichtmedikamentöse Therapie

Problem: Indikation zur invasiven Therapie

Bei einem kleinen Teil der Tumorschmerzpatienten kann mit den Empfehlungen zur kausalen oder oralen medikamentösen Schmerztherapie keine ausreichende Schmerzlinderung erreicht werden. Invasive Therapieverfahren wie z. B. rückenmarksnahe Opioidapplikation oder neurochirurgische Verfahren können nur von Spezialisten durchgeführt werden.

Vorschlag:

➢ Die Leitlinie sollte eine kurze Übersicht über die Schmerztherapie durch neurodestruktive Verfahren oder Neuromodulation enthalten.
   → siehe Beispiel 44

Beispiel 44: Invasive Verfahren in der Tumorschmerztherapie
(aus der Leitlinie: Leitlinien zur Tumorschmerztherapie, DIVS, 1999, S. 118-119)

< kurze Übersicht der wichtigsten Inhalte >

Chemische Neurolysen mit Ethanol oder Phenol an zentralen und peripheren Nervenstrukturen

Intrathekale Neurolyse

Indikationen
- nur beim segmentalen Tumorschmerz (maximale Ausdeh nung über drei Segmente) zwischen TH3 und TH10 mit hypobarem Ethanol 96% oder hyperbarem Phenolglycerin 7,5%
- bei Patienten mit perianalem Schmerz (z. B. bei Patienten mit Anus praeter und Blasenkath eter) chemische Neurolyse als intrathekaler Sattelblock. Wi rkungsdauer bis zu vier (sechs) Monaten

Chemische Neurolyse des Plexus coeliacus

Indikation
- bei rein viszeralen Oberbauchschmerzen aufgrund eines malignen Prozesses

Technik
- 10 (ventral) bis 40 ml (dorsal einseitig oder zweimal 20 ml beidseitig) Etha nol 50%

Wirkungszeit
- je nach Tumorwachstum zwischen Wochen und Monaten

Empfehlung
- frühzeitiger Einsatz (möglichst schon vor Gabe von Opioiden) empfohlen
- cave mgl. Überdosierung eines vorherigen Opioids bei erfolgreicher Blockade/Neurolyse

Chemische Neurolyse des lumbalen Sympathikus

Die Indikation ist gegeben bei malignen Tumoren im Becken/Beinbereich (nur als ergänzende Ma ß-nahme).

Chemische Neurolysen an anderen Strukturen

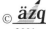

Indikation nur in Ausnahmefällen (cave Deafferentierungsschmerz) (z. B. Interkostalnerven, Äste des Nervus trigeminus).

Kontraindiziert sind chemische Neurolysen in anatomisch schwierigen Bereichen (z. B. Ganglion stellatum) und/oder an sensiblen peripheren Nerven.

Neuroläsionelle (neuroablative) Verfahren

Verfahren, bei denen Nerven, Leitungsbahnen oder bestimmte Hirnregionen irreversibel zerstört werden [z. B. Chordotomie, DREZ (*D*orsal *R*oot *E*ntry *Z*one)-Hitzeläsion i.B. des Hinterhorns]. Diese Verfahren werden extrem selten durchgeführt.

Läsionen im peripheren oder zentralen Nervensystem können chirurgisch, thermisch (Hitzedestruktion) oder mittels chemischer Substanzen wie Alkohol oder Phenol durchgeführt werden.

Neuromodulatorische (neuroaugmentative) Verfahren

Verfahren, bei denen die Schmerzverarbeitung oder –leitung durch elektrische Impulse moduliert werden (z. B. epidurale Rückenmarkstimulation). Diese Verfahren kommen bei tumorbedingten Schmerzen nicht in Frage. Es besteht jedoch eine Indikation bei den therapiebedingten Schmerzen (z. B. Phantomschmerzen, neuropathische Schmerzen nach Strahlenplexopathie).

Neuroablative Eingriffe in der Tumorschmerztherapie

Eingriff	Indikation	Vorteile	Nachteile
Thermoläsion Gg. Gasseri	Schädelbasis-, Kopf-Halstumore	unkomplizierter, rascher Eingriff in Lokalanästhesie	begrenzte Wirkungsdauer
Chordotomie	unilateraler Bein-(Arm-)schmerz	lediglich gute Resultate im ersten Jahr	Hemiparese 3-6% Blasenstörung 3-6% bilateral kontraindiziert
DREZ (Ultima ratio)	nur bei funktionsloser Extremität bei Plexusinfiltration	hohe Erfolgsrate	Risiko des Deafferentierungsschmerzes
Myelotomie (offen) (Ultima ratio)	nur Schmerzen der unteren Extremität	bilaterale Schmerzausschaltung	Blasenstörungen, propriozeptive Störungen

Vorschlag:

➢ Eine nationale Leitlinie zur Tumorschmerztherapie sollte eine klare Aussage zur Indikation und Wirksamkeit von radiologischen und nuklearmedizinischen Verfahren machen.
→ siehe Beispiele 45, 46

Beispiel 45: Radiotherapy
(aus der Leitlinie Control of Pain in Patients with Cancer, SIGN 2000, S. 36)

< ausgewählt wegen der Verknüpfung zwischen Empfehlung und Evidenz>

GENERAL	
Radiotherapy is usually considered the most effective oncological treatment modality in relieving pain. It is especially effective in relieving pain due to bone metastases and when used for this indicatioin produces few side effects. A systematic review of the literature examined the evidence for using radiotherapy for painful bone metastases from all cancer sites and reported the difficulty in performing clinical trials in this patient group. Guidelines for the management of metastatic bone disease in breast cancer have been published, and the principles they convey can be extended to bone metastases occurring from other primary tumors.	Evidence level Ia

Beispiel 46: Radioactive strontium
(aus der Leitlinie Control of Pain in Patients with Cancer, SIGN 2000, S. 36)

< ausgewählt wegen der Verknüpfung zwischen Empfehlung und Evidenz >

10.2.1 PROSTATE CANCER	
For prostate cancer, radioactive strontium is effective for pain control and may protect against the development of further painful bone metastases. However, strontium may take up to twelve weeks to give symptomatic relief. Therefore local radiotherapy should be considered for the main site of pain at the same time as administration of strontium. Hemi-body irradiation can also reduce the number of sites of bone pain.	Evidence levels Ib and IV
B **Radioactive strontium should be considered for the management of pain due to widespread bone metastases from prostatic carcinoma.**	

Weitere Behandlungsmöglichkeiten bestehen in psychologischen und physikalischen Therapieverfahren.

Problem: Mangelnde Anwendung von psychologischen und physikalischen Methoden.

Neben der medikamentösen Therapie haben psychologische und physikalische Therapieformen einen Stellenwert, der häufig nicht adäquat berücksichtigt wird. Selbst auf Palliativstationen gehören Psychologen und Physiotherapeuten eher zum seltenen Personal.

Vorschlag:

➢ Diese Therapieverfahren sollten Eingang finden in die standardisierte Therapie und in den Leitlinien berücksichtigt werden.
→ siehe Beispiel 47

Beispiel 47: Bewertung von physikalischen und psychologischen Maßnahmen
(aus der Leitlinie Management of cancer pain, AHCPR 1994, S.75)

< ausgewählt wegen der Verknüpfung zwischen Empfehlung und Evidenz >

4 Nonpharmacologic Management: Physical and Psychological Modalities

Recommendations

31. Cutaneous stimulation techniques, including applications of superficial heat and cold, massage, pressure or vibration, should be offered to alleviate pain associated with muscle tension or muscle spasm. (C)

32. Patients should be encouraged to remain active and to participate in self-care when possible. (A)

33. Clinicians should reposition patients on a scheduled basis during long-term bedrest and provide active and passive range-of-motion exercises. For a patient in acute pain, exercise should be limited to self-administered range of motion. (C)

34. Prolonged immobilization should be avoided whenever possible to prevent joint contracture, muscle atrophy, cardiovascular deconditioning, and other untoward effects. (B)

35. Patients who choose to have acupuncture for pain management should be encouraged to report new pain problems to their health care team before seeking palliation through acupuncture. (Panel Consensus)

36. Psychosocial interventions should be introduced early in the course of illness as part of a multimodal approach to pain management. They generally should not be used as substitutes for analgesics. (A)

37. Because of the many misconceptions regarding pain and its treatment, education about the ability to control pain effectively and correction of myths about the use of opioids should be included as part of the treatment plan for all patients. (B)

38. Clinicians should offer patients and families means to contact peer support groups. (Panel Consensus)

39. Pastoral care members should participate in health care team meetings that discuss the needs and treatment of patients. They should develop information about community resources that provide the spiritual care and support of patients and their families. (Panel Consensus)

Problem: Überbewertung von "alternativen Verfahren" zur Behandlung von Tumorschmerzen

Patienten mit Tumorerkrankungen sind durch Schmerzen und Angst oft verunsichert.
Bei der Suche nach einer geeigneten und wirkungsvollen Therapiemöglichkeit fühlen sie sich häufig alleingelassen und ungenügend beraten. So werden u. U. Therapiemöglichkeiten in Erwägung gezogen, deren Wirksamkeit fragwürdig ist.

Vorschlag:

➢ Bei der Indikationsstellung zur Anwendung "alternativen Verfahren" in der Tumorschmerzbehandlung muss unterschieden werden in:
   Eignung des Verfahrens zur
   - primären Schmerzbehandlung
   - adjuvanten Therapie
   - Behandlung von unerwünschten Therapieeffekten.
   Diese Differenzierung sollte in einer nationalen Leitlinie zur Behandlung von Tumorschmerzen klar erkennbar sein.
➢ Eine Leitlinie zur Behandlung von Tumorschmerzen sollte "alternative Verfahren" zur
   Behandlung von Tumorschmerzen benennen und konkret darauf hinweisen, welche Evi-
   denzen für deren Wirksamkeit vorliegen.
   → siehe Beispiel 48
➢ Dabei sollten Grenzen für den Einsatz und die Wirkung dieser Verfahren beschrieben
   werden und auf Bereiche mit fehlenden Wirksamkeitsnachweisen sowie erwiesenen Nebenwirkungen hingewiesen werden.
➢ Darüber hinaus soll eine Leitlinie zur Behandlung von Tumorschmerzen darauf hinweisen, dass der Einsatz von unwirksamen Therapien im Einzelfall eine wirksame Therapie
   verzögern oder sogar behindern kann und damit unnötiges Leiden des Patienten provo-
   ziert.[30]
➢ Therapieverfahren, die die zeitlichen oder finanziellen Ressourcen des Patienten über
   Gebühr beanspruchen (z. B. Serien von Akupunkturbehandlungen, Nervenblockaden oder
   teure unkonventionelle Therapieverfahren ohne ausreichend belegte Wirkung in der Behandlung von Tumorschmerzen) sollten unterlassen werden.

Beispiel 48: Stellenwert von TENS und Akupunktur
(aus der Leitlinie Management of cancer pain, AHCPR 1994, S.79)

< Klare Aussage zur Wirksamkeit des Verfahrens mit Hinweis auf die Studienlage >

Counterstimulation

Counterstimulation denotes techniques, such as TENS therapy and acupuncture, that are believed to activate endogenous pain-modulating pathways by direct stimulation of peripheral nerves (Sjölund and Eriksson, 1979). The literature in support of these interventions is inconclusive, although some patients report that they obtain relief from their use (Avellanosa and West, 1982; Bauer, 1983).

Transcutaneous Electrical Nerve Stimulation (TENS). TENS is a method of applying controlled, low-voltage electrical stimulation to large, myelinated peripheral nerve fibers via cutaneous electrodes for the purpose of modulating stimulus transmission and relieving pain. Research on TENS therapy in patients with cancer is limited to single-group studies and case reports (Avellanosa and West, 1982; Bauer, 1983). A meta-analysis of studies of TENS therapy in postoperative patients (Acute Pain Management Guideline Panel, in press) found that both TENS and sham TENS significantly reduced pain intensity; no significant differences were found between the two for either analgesic use or pain intensity. These results suggest that, just as with some other interventions, part of the efficacy of TENS can be attributed to a placebo effect. Patients with mild pain may benefit from a trial of TENS.

---

[30] Staudigel K, Hankemeier U (2000), Ärztliches Verbot von Schmerztherapie bei Tumorschmerzpatienten. Der Schmerz 14: 111-113

C.7.7.3. Besondere Patientengruppen

Problem: Besondere Patientengruppen erfordern ein speziell angepasstes Behandlungsmanagement

Bei der Behandlung von Tumorschmerzen gibt es Bedingungen, die ein besonderes Vorgehen erfordern. Dabei müssen unter Umständen alle Bereiche der Leitlinie, sowohl in der Diagnostik wie in der Therapie oder bei den Implementierungshilfen an diese besonderen Bedingungen angepasst werden.

Vorschlag:

➢ In einer Leitlinie zur Behandlung von Tumorschmerzen sollte auf folgende Aspekte eingegangen werden:
  • Besonderheiten in der Therapie bei besonderen Patientengruppen (z. B. Kinder, alte Patienten, Suchtpatienten, Patienten mit psychischen Erkrankungen, Notfallpatienten, Minderheiten, u.a.).
    → siehe Beispiele 49, 50, 51
  • Schmerztherapie bei einer bestehenden Suchterkrankung ist häufig problematisch. Die Suchtanamnese sowie die Therapieeinstellung sind erschwert, da die Compliance der Patienten verringert ist.
  • Behandlung von problematischen Schmerzsyndromen und besonderen Probleme in der Arzt-Patient-Beziehung
  • Behandlung unter besonderen pathophysiologischen Bedingungen (z. B. Patienten mit Leber- u. Niereninsuffizienz)
    → siehe Beispiel 29

Beispiel 49: Schmerztherapie bei Kindern

(Quelle: E. Klaschik, Medikamentöse Schmerztherapie Bei Tumorpatienten - Ein Leitfaden, 5. Auflage 1998
ISBN 3-933145-31-6, S. 23-24)

< übersichtliche Darstellung der wichtigsten Therapiebesonderheiten bei Kindern >

Schmerztherapie bei Kindern

Für die Schmerztherapie bei Kindern gelten prinzipiell die gleichen Regeln wie sie zuvor für Erwachsene dargestellt worden sind (d.h. Zeitschema, individuelle Dosis, individuelle Dosisanpassung, Prinzip der Antizipation).

Der Unterschied zur Schmerztherapie bei Erwachsenen liegt darin, dass zu Beginn der Schmertherapie bei Kindern die Medikamente nach dem Körpergewicht gegeben werden. Auch bei Kindern ist bei entsprechender Schmerzursache und Schmerzsymptomatik der Einsatz opioid- und nicht-opioidhaltiger Analgetika entweder allein oder auch in Kombination sinnvoll und möglich.

Für die Schmerzeinstellung bietet die Morphin-Lösung Vorteile, da sie in sehr feiner Abstufung gegeben werden kann. Für die initiale orale Analgetikagabe können folgende Dosierungen als Richtlinien gelten:

Körpergewicht	Morphin-Lösung	Morphin-Slfat-Tbl.*		Metamizol	
		(Sevredol)		(Novalgin)	
(kg)	(mg/4 Std.)	(mg/4 Std.)	(mg/4 Std.)		(Tropfen/4 Std.)
10	1 – 2	2.5	25 – 50		1 – 2
20	2 – 4	2,5 – 5.0	75 – 250		3 – 10
30	3 – 6	5,0 – 7,5	125 – 375		5 – 15
40	4 – 10	5,0 – 10,0	175 – 500		7 – 20
50	5 - 20	7,5 – 20,0	200 - 625		8 - 25

* Morphin-Tropfen (Morphinhydrochlorid) werden initial in äquivalenter Dosis verabreicht.

Die individuelle Dosisfindung erfolgt anschließend durch das Ausmaß der Schmerzreduktion. Die dann gefundene Tagesdosis der Morphin-Lösung oder von Sevredol® kann als Morphin-Retard-Tabletten im Verhältnis 1:1 gegeben werden. Ist die Indikation für ein nicht-opioidhaltiges Analgetikum gegeben, hat sich die in der Tabelle angegebene Dosierung bewährt.

Auch bei Kindern ist die bei Erwachsenen beschriebene Begleitmedikation (Laxanzien, Antiemetika) in der Regel notwendig. Der emetische Effekt von Morphin scheint bei Kindern jedoch weniger stark ausgeprägt zu sein.

Beispiel 50: Besonderheiten bei alten Patienten
(aus der Leitlinie Management of cancer pain, Quick reference guide, AHCPR 1994, S.22)

< ausgewählt wegen Berücksichtigung besonderer Aspekte bei alten Patienten >

Treating Cancer Pain in the Elderly

Like other adults, elderly patients require comprehensive assessment and aggressive management of cancer pain. However, older patients are at risk for under-treatment of pain because of underestimation of their sensitivity to pain, the expectation that they tolerate pain well, and misconceptions about their ability to benefit from the use of opioids. Issues in assessing and treating cancer pain in older patients include:

- **Multiple chronic diseases and sources of pain.** Complex medication regimens place them at increased risk for drug-drug and drug-disease interactions.

- **Visual, hearing, motor, and cognitive impairments.** The use of simple descriptive, numeric, and visual analog pain assessment instruments may be impeded. Cognitively impaired patients may require simpler scales and more frequent pain assessment.

- **NSAID side effects.** Although effective alone or as adjuncts to opioids, NSAIDs are more likely to cause gastric and renal toxicity and other drug reactions such as cognitive impairment, constipation, and headaches in older patients. Alternative NSAIDs (e.g., choline magnesium trisalicylate) or co-adminis-

tration of misoprostol should be considered to reduce gastric toxicity.

- **Opioid effectiveness.** Older persons tend to be more sensitive to the analgesic effects of opioids. The peak opioid effect is higher and the duration of pain relief is longer.

- **Patient-controlled analgesia.** Slower drug clearance and increased sensitivity to undesirable drug effects (e.g., cognitive impairment) indicate the need for cautious initial dosing and subsequent titration and monitoring.

- **Alternative routes of administration.** Although useful for patients who have nausea or vomiting, the rectal route may be inappropriate for elderly or infirm patients who are physically unable to place the suppository in the rectum.

- **Postoperative pain control.** Following surgery, surgeons and other health care team members should maintain frequent direct contact with the elderly patient to reassess the quality of pain management.

- **Change of setting.** Reassessment of pain management and appropriate changes should be made whenever the elderly patient moves (e.g., from hospital to home or nursing home).

Beispiel 51: Besonderheiten bei Patienten mit Suchterkrankungen

(aus der Leitlinie: Leitlinien zur Tumorschmerztherapie, DIVS, 1999, S. 116)

< ausgewählt wegen Berücksichtigung besonderer Aspekte bei Patienten mit Suchterkrankungen >

Besonderheiten bei Pharmakotherapie

Schmerztherapie bei Suchterkrankungen

Diagnostisch und therapeutisch müssen häufige Komorbiditäten berücksichtigt werden, z. B. Angststörungen, HIV-Infektionen. **Sucht ist als eine prognostisch ungünstige Bedingung für eine erfolgreiche Schmerzb e-handlung nachgewiesen. Eine vorbestehende Suchterkrankung darf eine ausreichende Schmerztherapie nicht verhindern.**

Die Prävalenz stoffgebundener Suchterkrankungen unter Karzinompatienten wird je nach Substanz und Tumor-art mit 5-28% angegeben. Es überwiegt Alkohol, Mehrfachgebrauch psychotroper Substanzen ist häufig. Die Diagnostik erfordert eine standardisierte Differenzierung (z. B. nach DSM-III, IV oder ICD-10-Kriterien) in die Phänomene:
- Abhängigkeit
- Wirkungsverlust
- Toleranz (Dosissteigerung)
- Missbrauch (schädlicher Gebrauch)
- Abstinenz
- Entzug (Entgiftung)
- Suchtbehandlung i.S. psychosozialer Neustrukturierung

Allgemeine Behandlungsleitlinien:
- Drogenanamnese
- Drogenscreening
- Vermeidung/Minimierung von Entzugssymptomen durch Substitution
- bei Opioidabhängigen Substitution und Schmerztherapie nach Stufenplan
- Opioidabhängigkeit bedeutet erhöhten Opioidbedarf (durch Substitution oder Toleranz)
- pharmakologische Prinzipien berücksichtigen (z. B. Zeitintervall Methadonsubstitution und Zeitintervall zur Opioidtherapie differieren)
- "Patientenvertrag" über gegenseitiges verpflichtendes Einhalten von Behandlungsvorschriften
- regelmäßige Kontrolltermine durch *einen* Arzt
- begrenzte Mengen rezeptieren und Verbrauch kontrollieren
- Familie oder Bezugspersonen in Behandlung einbinden
- Drogenscreening auch im Verlauf und Kontrolle des Beigebrauches
- nichtpharmakologische und psychologische Verfahren als Ergänzung, nicht als Ersatz adäquater pharmako-logischer Schmerztherapie.

Problem: problematische Schmerzsyndrome

Bei einem kleinen Teil der Patienten schränken die geringe Wirksamkeit oder die Nebenwir-kungen der Analgetika die Effektivität der Behandlung und die Lebensqualität der Patienten ein. Diese problematischen Schmerzsyndrome können durch aufwendige Behandlungsstrate-gien jedoch oft ausreichend behandelt werden.

Vorschlag:

➢ Die Leitlinie sollte typische Problembereiche nennen:
- Opioidresistente neuropathische Schmerzen
- Bewegungsabhängige Schmerzen mit opioidbedingter Sedierung in Ruhe
- Schmerzattacken (Breakthrough pain)

> ➢ Eine Zusammenfassung der Kernaussagen der Leitlinie und Ablaufdiagramme können die Akzeptanz der Leitlinien steigern.
> → siehe Beispiele 52, 53

Beispiel 52: Behandlungsalgorithmus zu problematischen neuropathischen Schmerzen
(Quelle: Radbruch, Nauck, unveröffentlicht)

< übersichtliche Darstellung der Kernaussagen in Form eines Ablaufdiagramms >

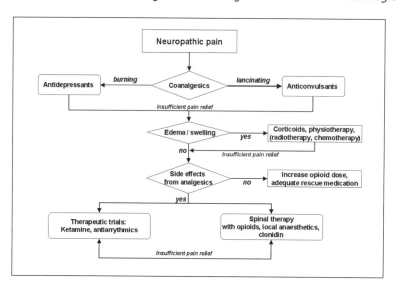

Beispiel 53: Behandlungsalgorithmus zu problematischen Schmerzattacken
(Quelle: Radbruch, Nauck, unveröffentlicht)

< übersichtliche Darstellung der Kernaussagen in Form eines Ablaufdiagramms >

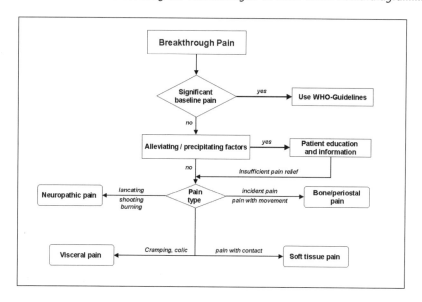

C.7.7.4. Therapiekontrolle / Monitoring / Qualitätssicherung

Problem: Entwicklung und Bereitstellung von Instrumenten zur Qualitätssicherung

Eine gute Leitlinie soll den Anwender (Arzt/Patient/andere) in die Lage versetzen, sein eigenes Verhalten im Sinne einer "guten" Patientenversorgung auszurichten und damit die Versorgungsqualität im Bereich der Therapie und der zugrunde liegenden Diagnostik zu fördern. Dem dienen z. B. Informationsmaterialien, Dokumentationshilfen, Schulungs- und Weiterbildungsmaßnahmen. Diese Angebote müssen speziell auf ihre Anwender und deren Rahmenbedingungen zugeschnitten sein.

Vorschlag

➢ Die Leitlinie soll praktikable und aussagekräftige Kriterien anführen, mit denen die Anwender die Einhaltung der Empfehlungen abschätzen können (internes Qualitätsmonitoring).

➢ Zur Therapiekontrolle im Sinne der Qualitätssicherung sollte eine Leitlinie auf den Ebenen

- Strukturqualität
- Prozessqualität
- Ergebnisqualität (Outcome-Beurteilung)

Anforderungen und Rahmenbedingungen formulieren, valide Messinstrumente benennen und entsprechende Beispiele aufzeigen.

→ siehe Beispiel 54

Beispiel 54: Monitoring the Quality of Pain management
(aus der Leitlinie Management of Cancer pain, AHCPR, 1994, S.143)

< ausgewählt wegen der übersichtlichen Darstellung der Kernaussagen zur Qualitätssicherung in der Tumorschmerztherapie >

Recommendations

63. To assure optimal pain management, formal means should be developed and used within each institution for evaluating pain management practices and for obtaining patient feedback to gauge the adequacy of its control. The quality of pain management should be evaluated in all settings where patients with cancer receive care. (C)

64. The quality of cancer pain management should be evaluated at points of transition in the provision of services (e.g., from the hospital to the home) to determine that optimal pain management is achieved and maintained. (C)

65. For pain management to be effective, each practice setting should designate who will be responsible for pain management. (C)

66. Policy and standard procedures, which define the acceptable level of patient monitoring and appropriate roles and limits of practice for health care providers, should govern the use of specialized analgesic technologies. (C)

Problem: fehlende Aussagen zur Strukturqualität

Eindeutige Aussagen zur notwendigen Strukturqualität in der stationären oder ambulanten Versorgung von Tumorschmerzpatienten sind in den untersuchen Leitlinien nur in unzureichendem Maße enthalten. Es werden weder Aussagen zur Erfüllung der gesetzlichen Rahmenbedingungen (z. B. § 70 SGB V) noch Aussagen zur Definition einer optimalen Qualität im Sinne der Evidenz-basierten Medizin gemacht. Die Definition von Strukturmerkmalen ist eine wesentliche Voraussetzung zur Verbesserung der Qualität. Darüber hinaus kann sie z. B. die Eckpunkte für die Berechnung von vertragsärztlichen Leistungen für eine adäquate Patientenbetreuung festlegen (**siehe Schmerztherapie-Vereinbarung [31]**).

Vorschlag:

Die Leitlinie sollte eindeutige Aussagen darüber treffen, welche Anforderungen an die Strukturqualität gestellt werden müssen, um damit eine Basis für die Durchführung von "guter Schmerztherapie bei Tumorpatienten" zu schaffen.

➢ Ausbildung
> z. B. invasive Techniken, Mitarbeiter und Patientenschulungsprogramme, Anleitung und Training von Familienangehörigen, Ausfüllen von BTM-Formularen

➢ Räumliche, zeitliche und apparative Voraussetzungen
> z. B. zur Durchführung und Überwachung spezieller Therapieverfahren, Zeitaufwand für Anamnese und Erstuntersuchung

➢ Interdisziplinäre Zusammenarbeit
> **(siehe Kapitel C.7.6)**

➢ Materialien zur Patienteninformation
> Über die Erkrankung, Therapie, weitere Beratungsangebote und Hilfen
> → siehe Beispiel 55

Beispiel 55: Patienteninformation der AkdÄ-Leitlinie http://www.akdae.de **und der AHCPR-Leitlinie** http://www.text.nlm.nih.gov/ftrs/pick?collect=ahcpr&dbName=capp&cd=1&t=961492630
< ausgewählt wegen der für Patienten gut verständlichen Darstellung der Leitlinieninhalte >

➢ Dokumentation
> z. B. Eingabemaske (PC), Formulare oder Schmerztagebücher zur Dokumentation der Schmerzevaluation und der therapeutischen Interventionen
> → siehe Beispiele 56, 57

---

[31] Kassenärztliche Bundesvereinigung (1997) Neufassung der Schmerztherapie -Vereinbarung - Dtsch Ärztebl 94: A-1593-A-1594

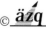

Beispiel 56: Schmerzkalender

(aus der Leitlinie Schmerztherapie bei Tumorpatienten - Ein Leitfaden, Ministerium für Arbeit, Gesundheit und Soziales, Baden-Württemberg, 1994, Anlage 2)

< ausgewählt wegen der einfachen Darstellung und Anleitung zu Selbstdokumentation der Schmerzintensität durch den Patienten >

Kopiervorlage	SCHMERZKALENDER						Anlage 2

Monat:..........................19........
Name: ....

Schmerzstärke

Tag	keine	leicht	mäßig	stark	Schmerzdauer (von.....bis)	Zusätzlich zur Routinemedikation eingenommene Medikamente
1/17						
2/18						
3/19						
4/20						
5/21						
6/22						
7/23						
8/24						
9/25						
10/26						
11/27						
12/28						
13/29						
14/30						

Anleitung:

a) Benutzen Sie bitte diesen Kalender nur für eine Hälfte des Monats, beginnend mit dem jeweiligen Datum.

b) Kreuzen Sie bitte jeden Morgen unter der Rubrik "Schmerzstärke" an, wie stark Ihre Schmerzen in den letzten 24 Stunden waren.

c) Geben Sie bitte die Dauer der Schmerzen an, z.B. von 6.00 bis 9.00 Uhr.

d) Tragen Sie bitte Namen und Mengen der Medikamente ein, die Sie zusätzlich zur Routinemedikation einnehmen mußten.

e) Falls Sie zusätzliche Beschwerden haben, wie z.b. Schlaflosigkeit, Verstopfung, Müdigkeit, Appetitlosigkeit, Geh- oder Stehschwierigkeiten usw., tragen Sie diese bitte auf der Rückseite des Kalenders ein, damit auch diese beim nächsten Arztbesuch besprochen werden können.

f) Bringen Sie diesen Schmerzkalender zu jedem Untersuchungstermin mit!

Beispiel 57: Dokumentation

(aus der Leitlinie Management of Cancer pain, AHCPR, 1994, S. 240)

< ausgewählt wegen der einfachen und übersichtlichen Dokumentation der Therapieeffekte >

B11. Flowsheet for pain management documentation

Patient _____   Date _____

Pain rating scale used[1] _____

Purpose: To evaluate the safety and effectiveness of the analgesic(s)

Analgesic(s) prescribed: _____

Time	Pain rating	Analgesic	R	P	BP	Level of arousal	Other[2]	Plan and comments

Source: McCaffery & Beebe, 1989 Used with permission
Note: May be duplicated for use in clinical practice.
[1] Pain rating: A number of different scales may be used,. Indicate which scale is used and use the same scale each time.
[2] Possibilities for other columns: bowel function, activities, nausea and vomiting, and other pain relief measures. Identify the side effects of greatest concern to patient, family, physician, and nurse.

<u>Problem: Unklarheit über die Maßnahmen und Instrumente zur Bestimmung und Verbesserung der Prozessqualität</u>

In den meisten Leitlinien fehlen eindeutige Aussagen zur Verbesserung der Prozessqualität. Der für den Patienten wesentlichste Aspekt hierbei ist die Therapiekontrolle - im Hinblick auf die Effektivität der Maßnahmen sowie zur Vermeidung überflüssiger und unzweckmäßiger diagnostischer Verfahren.

<u>Vorschlag:</u>

➢ Eine Tumorschmerzleitlinie sollte zu den folgenden Aspekten und Fragen Stellung nehmen:

- Schmerzevaluation (bei Erstkontakt, in der Einstellungsphase, Dauertherapie) z. B. Was wird gemessen oder erfragt, wie häufig, durch wen, wie wird dokumentiert?
- Informationsaustausch z. B. Information des Hausarztes, der Pflege, der Familie
- Wer übernimmt das Patientenmanagement?
- Wie werden die Prozesse koordiniert?
- Werden Qualitätsindikatoren zur Überprüfung der Prozessqualität genannt?
- Gibt die Leitlinie Auskunft über die Indikation der empfohlenen Therapieform?
- Management bei Dosissteigerung oder Präparatewechsel
- Sind Absprachen über Behandlungsziele oder zu unterlassende Maßnahmen dokumentiert?

→ siehe Beispiele 58, 59, 60

Beispiel 58: Therapiekontrolle
(aus AkdÄ-Leitlinie 2000, S. 16)

< ausgewählt wegen der klaren Aussage zu den Kontrollabständen >

Therapiekontrolle	Einstellungsphase
Neben einer engmaschigen Überwachung und Einbestellung der ambulanten Patienten in der Einstellungsphase auf die jeweilige Therapiestufe beginnt die Therapiekontrolle bereits vor Behandlungsbeginn mit einer Analyse der Vortherapie. Die Schmerztherapie muss sich im Laufe der gesamten Therapie dem fortschreitenden und wandelnden Schmerzcharakter anpassen. Zur Therapiekontrolle eignen sich folgende Angaben:	Kontrollen von Schmerzen und Nebenwirkungen möglichst täglich, bis ein stabiles Analgesieniveau erreicht ist, danach wöchentlich.

Einstellungsphase
Kontrollen von Schmerzen und Nebenwirkungen möglichst täglich, bis ein stabiles Analgesieniveau erreicht ist, danach wöchentlich.

Dauertherapiephase
Einbestellung alle 14 Tage bis 4 Wochen, bei erneut auftretenden oder sich verstärkenden Schmerzen kurzfristige Kontrollen wie in der Einstellungsphase, dabei Kontrolle von

■ Schmerzintensität, z. B. VAS, NRS, oder VRS
■ Leistungsfähigkeit des Patienten z. B. Karnolfksy
■ Zufriedenheit des Patienten mit der Therapie, z. B. VAS
■ Einschätzung aus der Sicht des Arztes und weiterer Betreuer, z. B. VAS
■ Verträglichkeit und Nebenwirkungen
■ Dosis, ggf. Anpassung
■ ggf. erneute Diagnostik

Status vor Therapiebeginn
■ Schmerzanamnese (ggf. –fragebogen)
■ Vortherapie (kausal, symptomatisch)
■ Schmerintensität, z. B. VAS, NRS oder VRS (Abb. 3)
■ Leistungsfähigkeit des Patienten, z. B. Karnofsky (Abb. 3)
■ Zufriedenheit des Patienten mit der Therapie, z. B. VAS
■ Einschätzung aus der Sicht des Arztes und weiterer Betreuer, z. B. VAS
■ Verträglichkeit und Nebenwirkungen

Beispiel 59: Instrumente zur Messung der Schmerzintensität und Leistungsfähigkeit
(aus AkdÄ-Leitlinie 2000, S. 15)

< ausgewählt wegen der übersichtlichen Darstellung der verschiedenen Instrumente zur Schmerzevaluation >

Abbildung 3: Beispiele zur Erfassung von Schmerzintensität und Leistungsfähigkeit

VAS	NAS	VRS	Karnofsky
unerträg-licher Schmerz ● 10 [cm]	10 ○	extrem stark ○	100 ○ gesund
	9 ○		90 ○
	8 ○	sehr stark ○	80 ○
	7 ○		70 ○
	6 ○		60 ○
	5 ○	stark ○	50 ○
	4 ○		40 ○
	3 ○	schwach ○	30 ○
	2 ○		20 ○
	1 ○		10 ○
kein Schmerz ● 0	0 ○	kein Schmerz ○	[%] 0 ○ tot

Schmerzintensität — **Leistungsfähigkeit**

VAS: Visuelle Analogskala; NAS: Numerische Analogskala; VRS: Ratingskala

Beispiel 60: Informationsaustausch
(aus der Leitlinie Management of Cancer pain, AHCPR, 1994, S. 71)

< ausgewählt wegen der Bedeutung von schriftlichen Informationen für den Informationsaustausch >

Discharge Planning Regarding Medications

Patients and their families may have difficulty in understanding and remembering the details of the plan for managing pain. Therefore, **patients should be given a written pain management plan** (Figure 5. see page 74). Pertinent instructions related to the management of pain include the specific drugs to be taken; the type and purpose of pain medication (e.g., opioid, tricyclic antidepressant, anxiolytic); the frequency of drug administration, with an emphasis in most cases on taking the medication around the clock rather than as needed; potential side effects of each pain medication (particularly constipation for opioids) and a plan for their prevention or treatment; potential drug interactions; specific precautions to follow when taking a pain medication, such as physical activity limitations and dietary restrictions; and whom to notify about pain problems or concerns about the medication.

Problem: Outcome-Messung/ Ergebnisqualität

In vielen Tumorschmerzleitlinien werden zwar Indikatoren zu Überprüfung der Ergebnisqualität genannt, die meisten davon sind jedoch nicht validiert.

Vorschlag:

> Leitlinien zur Tumorschmerztherapie sollen Kriterien benennen, mit deren Hilfe es möglich ist, die Ergebnisqualität der Therapie zu überprüfen.
> Zur Messung sollten vorrangig validierte Instrumente empfohlen werden.

Tabelle 9: Schlüsselindikatoren zur Überprüfung der Ergebnisqualität bei Tumorschmerzen

Indikator	Leitlinien
Schmerzintensität	AHCPR, AkdÄ 2000, DIVIS, ASA
Zufriedenheit mit der Therapie	AkdÄ 2000
Subjektive Befindlichkeit, Allgemeinbefinden	AHCPR, AkdÄ 2000
Leistungsfähigkeit	AkdÄ 2000
Übereinstimmung mit dem vereinbarten Therapieziel	Keine Instrumente in den analysierten LL
Psychosoziale Evaluation	Keine Instrumente in den analysierten LL

Tabelle 10: Instrumente zur Messung der Qualität der Schmerztherapie

Leitlinie	Instrumente
AHCPR	Pain assessment and management instruments for adults • Brief Pain Inventory • Initial Pain Assessment Tool • Pain Distress Scales (VAS, Numeric Pain Distress Scale, Descriptive Pain Distress Scale) • The Memorial Pain Assessment Card Pain assessment and management instruments for children • Pain Experience History • Eland Color Scale Figures • Poker Chip Tool Instructions Sheet • Word-Graphic Rating Scale • Pain Affect Faces Scale
ASA	Pain intensity scales • Numeric Scale, Categorical Scale, VAS, Pain Relief Scale
AkdÄ 2000	Einstellungsphase, Dauertherapiephase: • Schmerzintensität, z. B. VRS, NRS, VAS • Leistungsfähigkeit, Karnofsky-Index • Zufriedenheit mit der Therapie, z. B. VAS • Fremdeinschätzung, z. B. VAS • Verträglichkeit und Nebenwirkungen

DIVS	Schmerzintensität mit VAS, VRS, NRS	
CMA	Edmonton Symptom Assessment Scale (ESAS)	
Spezielle Therapieformen: nuklearmedizinische Verfahren		
SNM	Verweis auf QM-Programme der Fachgesellschaft. Koordination und Zusammenarbeit mit dem überweisenden Arzt werden als Qualitätsindikatoren genannt. Angaben über notwendige Laborkontrollen und Verantwortlichkeiten, Angaben zur techn. Überprüfung der verabreichten Dosis.	
CCOPG	Markers of successful palliation: e.g. change in analgetic requirements, functional status, quality of life evaluation, time to further radiotherapy, patient survival, treatment toxity.	

C.7.8. Ethische Aspekte

<u>Problem: Unterversorgung</u>

Obwohl mittlerweile kaum ein Arzt anzweifeln wird, dass es unethisch ist, den Tumorpatienten unter Schmerzen leiden zu lassen, solange die Möglichkeiten der Schmerztherapie noch nicht ausgeschöpft wurden, stellen sich der Schmerztherapie Barrieren auf verschiedenen Ebenen entgegen. Fehlinformationen und Ängste der Ärzte, der Patienten und ihrer Angehörigen, z. B. zur Suchtgefahr bei Opioiden, verhindern den Einsatz von wirksamen Medikamenten.

Von Seiten der Ärzte werden zunehmend auch finanzielle Einschränkungen im Gesundheitswesen als Hindernisse für die Durchführung teurer medikamentöser oder invasiver Therapien angeführt.

<u>Vorschlag:</u>

➢ Die Leitlinie sollte ethische Aspekte der Schmerztherapie ansprechen. Die ethischen und rechtlichen Grundlagen des Rechtes auf Schmerztherapie, das der Patient einklagen kann, sollten aufgeführt werden ebenso wie die Folgen der unterlassenen oder nicht ausreichenden Schmerzlinderung:

- reduzierte Lebensqualität
- soziale Ausgrenzung
- Mehrkosten durch häufigere Arztkontakte und längere Krankenhausaufenthalte
- Depression bis hin zum Suizid oder zur Forderung nach Sterbehilfe

➢ Typische Ängste und Vorurteile gegenüber der Schmerztherapie, z. B. Angst vor Opioiden, sollten in der Leitlinie diskutiert werden, so dass den behandelnden Ärzten Argumentierungshilfen gegen diese Befürchtungen zur Verfügung stehen.

➢ Die Leitlinie sollte die notwendigen zeitlichen, räumlichen und personellen Ressourcen für eine adäquate Tumorschmerztherapie definieren. Sie sollte aber auch klar ausdrücken, dass eine Behandlung der Tumorschmerzen auch bei knappen Ressourcen durchgeführt werden muss.

➢ Die Leitlinie sollte eindeutig festlegen, dass eine aktive Sterbehilfe nicht durchgeführt werden darf, da eine adäquat eingesetzte Schmerztherapie den Wunsch nach aktiver Sterbehilfe verhindert.

   Die Leitlinie sollte die Richtlinien der Bundesärztekammer zur Sterbebegleitung, und darin insbesondere die Empfehlungen zur passiven Sterbehilfe zitieren *[Dt. Ärzteblatt 95 (1998) C-1689-1691]*.

<u>Problem: Therapieentscheidung unter Abwägung der Vor- und Nachteile</u>

Während eine Unterversorgung immer als unethisch angesehen werden muss, kann jedoch auch eine überschießende Schmerztherapie zu ethischen Problemen führen. In Einzelfällen können die Nebenwirkungen der Schmerztherapie die Vorteile der Schmerzlinderung für den Patienten wieder aufheben. Typische Situationen sind Patienten mit signifikanten Restschmerzen und starken Nebenwirkungen, die eine weitere Dosissteigerung der Analgetika verhindern, oder Patienten mit invasiven Therapieverfahren und Komplikationen mit potentiell schwerwiegenden Folgen. Die Entscheidung über die Fortsetzung der Therapie ist in diesen Fällen schwierig.

<u>Vorschlag:</u>

➤ Die Leitlinie sollte typische Problembereiche nennen. Die Festlegung eines Therapieziels in Absprache mit dem Patienten und seinen Angehörigen sollte betont werden. Auch der Verzicht auf therapeutische Maßnahmen, z. B. invasive Therapieverfahren sollte in Absprache mit dem Patienten erfolgen.

➤ Die Leitlinie sollte klarstellen, dass die Tumorschmerztherapie nach einer "Kosten-Nutzen-Analyse" erfolgen sollte, die das Verhältnis von erreichter Schmerzlinderung gegenüber den Nebenwirkungen der Therapie genau abwägt und für den Patienten akzeptabel ist. Die Schmerztherapie sollte den Patienten möglichst wenig belasten.

➤ Die Leitlinie sollte darauf hinweisen, dass die Abwägung zwischen Vor- und Nachteilen der Therapie mit der Progression der Tumorerkrankung einen anderen Schwerpunkt erhält. So würden bei fortgeschrittenem Tumorstadium palliativmedizinische Ziele in den Vordergrund rücken und kausale Behandlungsverfahren wie z. B. zytostatische Behandlungen nicht mehr zur Schmerzlinderung eingesetzt.

→ siehe Beispiel 20

C.7.9. Strukturelle Aspekte

Problem: regionale Unterschiede in der Versorgungsstruktur

In der schmerztherapeutischen und palliativmedizinischen Versorgung von Tumorschmerzpatienten stellen sich in Deutschland ausgeprägte regionale Unterschiede dar [32]. Vor allem in ländlichen Gebieten stehen nur wenige spezialisierte Einrichtungen zur Verfügung.

Problem: Hierarchie der Behandlungsinstanzen

Die Behandlung von Tumorschmerzen wird auf unterschiedlichen Ebenen durchgeführt, von nicht spezialisierten Allgemeinärzten in der Praxis bis zu onkologischen oder schmerztherapeutischen Spezialambulanzen und –stationen. Der Patient gerät mehr oder weniger zufällig an einen Arzt, der dann die weitere Therapie von seinem Fachgebiet aus plant. Die Kooperation zwischen den Einrichtungen ist oft mangelhaft und ein übergeordnetes Management für die Auswahl der richtigen Therapie fehlt.

Vorschlag:

➢ Die Leitlinie sollte strukturelle Voraussetzungen zu einer effektiven Schmerztherapie ansprechen und die Aufgabenbereiche für niedergelassene Ärzte und Klinikärzte definieren. Für niedergelassene Ärzte und Klinikärzte können so Bereiche definiert werden, in denen ihre Beteiligung erfolgten muss, aber auch Grenzen angeboten werden, bei denen die Patienten in andere Versorgungsstrukturen übergeben werden sollten. Indikatoren sollten definiert werden, bei denen Patienten an eine höhere Versorgungsstufe weitergegeben werden sollten, z. B. die Aufnahme zur invasiven Behandlung bei Versagen der systemischen analgetischen Therapie.
→ siehe Beispiel 61
➢ Eine Verbesserung der Koordination wäre möglich durch einen „Patientenmanager". Für den Patienten übernimmt ein Arzt seines Vertrauens, z. B. der Hausarzt oder der Schmerztherapeut, die Koordination der behandelnden Ärzte, veranlasst diagnostische und therapeutische Maßnahmen und bindet weitere Ärzte konsiliarisch in das Behandlungskonzept ein, wenn dies indiziert ist.
→ siehe Beispiel 23
➢ Die Leitlinie kann auch ökonomische Aspekte ansprechen, da zu erwarten ist, dass sie die strukturellen Bedingungen der Schmerztherapie beeinflussen. Die beispielhafte Kostenanalyse einer Langzeittherapie im Vergleich zu den möglichen Einsparungen z. B. durch Vermeidung von stationären Aufnahmen kann die Akzeptanz der empfohlenen Therapie erhöhen.

---

[32] Sabatowski R, Radbruch L, Loick G, Grond S,Petzke F (1998) Palliative Care in Germany - 14 years on. European Journal of Palliative Care 5: 52-55.

Beispiel 61: Stufen der Versorgung

(Quelle: WHO Collaborating Centre for Palliative Cancer Care, Looking forward to cancer pain relief for all, International Consensus on the management of Cancer Pain, Oxford, UK, S. 48)

< ausgewählt wegen der Darstellung der verschiedenen Versorgungsstufen und ihrer gegenseitigen Beeinflussungen >

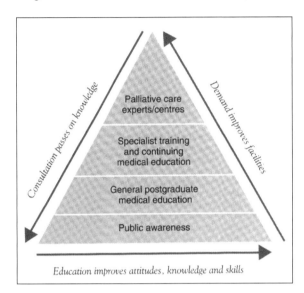

C.7.10. Implementierung

Problem: mangelnde Umsetzung der Therapieempfehlungen

Obwohl die wesentlichen Empfehlungen zur Schmerztherapie bei Tumorpatienten schon seit der Erstveröffentlichung der WHO-Leitlinie 1986 vorliegen, werden die Empfehlungen nicht umgesetzt. Schmerztherapeutische Leitlinien sind nicht bekannt oder werden nicht eingehalten. Zahlreiche Evaluationsstudien zeigen, dass Patienten mit Tumorschmerzen nicht angemessen versorgt werden.

Vorschlag:

> Die dauerhafte und wirksame Implementierung von Leitlinien ist von vielen verschiedenen Faktoren abhängig. In zahlreichen Studien konnte nachgewiesen werden, dass hier sowohl formale Aspekte der Leitlinienentwicklung sowie die Strategie ihrer Verbreitung eine große Rolle spielen.
> → siehe Tabelle 11

Tabelle 11: Klassifizierung medizinischer Leitlinien nach Effektivität
(Gerlach 1998, mod. nach Grimshaw und Russell [33])

Wahrscheinlichkeit, effektiv zu sein	Entwicklungs-Strategie	Verbreitungs-Strategie	Umsetzungs-Strategie
hoch	intern (durch spätere Anwender selbst)	spezifisches Training ("specific educational intervention")	patientenspezifische Erinnerung während der Beratung
überdurchschnittlich	Intermediär (durch Anwender und externe Experten)	Fortbildung	patientenspezifisches Feedback
unterdurchschnittlich	extern, lokal (durch externe Experten)	Anschreiben an Zielgruppe	allgemeines Feedback
niedrig	extern, national (durch externe Experten)	Veröffentlichung in Fachzeitschrift	allgemeine Erinnerung

Die konkrete Umsetzung im Alltag ist stark von persönlichen Faktoren des Anwenders abhängig und kann durch gezielte Implementierungsmodule (z. B. Erinnerungsmodule, Feedbackinstrumente, Patientenversionen, etc.) unterstützt werden.
→ siehe Tabellen 11, 12
Deshalb ist es für die Entwicklung einer Implementierungsstategie hilfreich, sich die Gründe für eine ungenügende Schmerztherapie zu verdeutlichen. Auf dem Boden dieser Defizitanalyse können dann anwenderorientierte Maßnahmen zur Implementierung entwickelt und in ein Gesamtkonzept integriert werden.
→ siehe Beispiele 62, 63

---

[33] Gerlach FM, Beyer M, Berndt M, Szecsenyi J, Abholz HH, Fischer GC (1999) Das DEGAM-Konzept - Entwicklung, Verbreitung , Implementierung und Evaluation von Leitlinien für die hausärztliche Praxis. Z. ärztl. Fortbild. Qual.sich. (ZaefQ) 93: 111-120

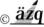

Beispiel 62: Häufige Fehler bei der Behandlung von Tumorschmerzpatienten

(aus der Leitlinie Schmerztherapie bei Tumorpatienten - Ein Leitfaden, Ministerium für Arbeit, Gesundheit und Sozialordnung)

< ausgewählt wegen Auflistung der häufigsten Fehler in der Behandlung von Tumorschmerzpatienten >

1. Unzureichende Abklärung der Schmerzursache
2. Nicht korrekte Verordnung von Analgetika
➢ Verordnung eines der Schmerzursache nicht angepassten Mittels
➢ Verordnung eines zu schwachen Analgetikums
➢ Unterdosierung eines wirksamen Analgetikums
➢ Zurückhaltende Medikation, Angst vor frühzeitigem Ausschöpfen des analgetischen Repertoires
➢ Verordnung nach "Bedarf" statt nach Zeitschema
➢ Nicht ausreichende Berücksichtigung der Wirkdauer eines Medikaments
➢ Nichtberücksichtigung des Stufenschemas
➢ Ungeeignete Kombinationen mehrerer Opiate
➢ Nicht ausreichende Berücksichtigung und Behandlung von unerwünschten Wirkungen
3. Mangelnde Kenntnis bezüglich zusätzlicher adjuvanter Medikamente und anderer schmerztherapeutischer Maßnahmen
4. Furcht vor Abhängigkeit und Sucht
5. Unterschätzung von psychosozialen Einflüssen
6. Aufwand und Abneigung, sich mit der Betäubungsmittel-Verschreibungsordnung auseinander zu setzen.

Beispiel 63: Gründe für eine ungenügende Schmerztherapie bei Tumorpatienten

(aus der Leitlinie Management of Cancer pain, AHCPR 1994, S. 17)

< ausgewählt wegen der Übersichtlichkeit der Darstellung und der Zuordnung zu bestimmten Verantwortungsbereichen >

- Problems related to health care professionals
  - Inadequate knowledge of pain management.[1]
  - Poor assessment of pain.[2]
  - Concern about regulation of controlled substances.[3]
  - Fear of patient addiction.[4]
  - Concern about side effects of analgesics.[5]
  - Concern about patients becoming tolerant to analgesics.[6]
- Problems related to patients
  - Reluctance to report pain.[7]
    - Concern about distracting physicians from treatment of underlying disease.
    - Fear that pain means disease is worse.
    - Concern about not being a "good" patient.
  - Reluctance to take pain medications.[8]
    - Fear of addiction or of being thought of as an addict.
    - Worries about unmanageable side effects.
    - Concern about becoming tolerant to pain medications.
- Problems related to the health care system
  - Low priority given to cancer pain treatment.[9]
  - Inadequate reimbursement.[10]
    - The most appropriate treatment may not be reimbursed or may be too costly for patients and families.
  - Restrictive regulation of controlled substances.[11]
  - Problems of availability of treatment or access to it.[12]

> ➤ In der Leitlinie sollen konkrete Instrumente und Maßnahmen benannt werden, die
> die Anwendung der Leitlinie unterstützen können.
> → siehe Tabelle 12

Tabelle 12: Evaluierte Implementierungs-Instrumente [34]

Strategie / "Werkzeuge"	Beschreibung
"Desktop"- bzw. "Kitteltaschen"-Version der Leitlinie	Kurzfassungen der wichtigsten Leitlinienempfehlungen, auf abwaschbaren Kunststoffkarten gedruckt und griffbereit gehalten.
Module in der Praxis-EDV	Die Leitlinienumsetzung wird durch indikations- bezogene Eingabemasken, Entscheidungshilfen oder Erinnerungsfunktionen unterstützt.
Monitoring und individuelle Praxisliste zur Pharmakotherapie	Kontinuierlich aktualisierte Übersicht der eigenen Arzneimittelverordnungen sowie eine individuelle, leitlinienorientierte "Positivliste" unterstützen den reflektierten Umgang mit Empfehlungen.
Telefonkarten für Praxismitarbeiter-/Innen	Praxismitarbeiter stehen kurzgefasste Leitlinien zum Umgang mit telefonischen Anfragen von Patienten zur Verfügung. So können Art und Dringlichkeit der Beschwerden eruiert und erste Selbsthilfemaßnahmen durch Patienten / Angehörige eingeleitet werden.
Wartezimmer-Info	Informationsmaterial zum leitlinienkonformen Umgang mit allgemeinem Problemen wie zum Beispiel "Fieber" oder "Brustschmerz" werden für Patienten bereitgehalten und erläutern bestimmte diagnostische und therapeutische Maßnahmen.
Patientenbrief	Im Sprechzimmer werden anliegenbezogene Informationen ausgehändigt, die etwa bei "Diarrhöe" leitlinienkonform allgemeine und diätetische Maßnahmen vorschlagen und über die Erkrankung aufklären.
Checklisten oder Flussdiagramme für die Praxis	Vom Praxisteam werden Checklisten und Flussdiagramme eingesetzt, die ein leitlinienorientiertes Praxismanagement - z. B. bei Blutentnahmen, Infusionen, Verbänden, komplexen Untersuchungsvorgängen oder Notfällen unterstützen sollen. Zuständigkeiten, Kontrollintervalle oder praxisinterne Abläufe werden festgehalten.

> ➤ Der Auswahl der Maßnahmen und Instrumente soll eine Implementierungsstrategie
> zugrunde liegen, welche sich an einer Defizitanalyse orientiert.
> → siehe Beispiel 64

Beispiel 64: Implementierungsstrategie
The WHO strategy [35]

The WHO strategy

To respond to these issues; WHO advocates a strategy with the following key components (Fig.2):

- national or state policies that support cancer pain relief through government endorsement of education and drug availability;
- educational programmes for the public, health care personnel, regulators, etc.;
- modification of laws and regulations to improve the availability of drugs, especially the opioid analgesics.

---

[34] Gerlach FM, Beyer M. Szecsenyi J, Fischer GC (1998) Leitlinien in Klinik und Praxis: Welche Anforderungen sollten moderne Leitlinien erfüllen? Welche Strategien zur Entwicklung, Verbreitung und Implementierung haben sich bewährt? Welch en Beitrag können Leitlinien zur Qualitätsförderung in der Medizin leisten? Dtsch. Ärzteblatt 95: A-1014 - A1021
[35] WHO: Cancer pain relief: With a guide to opioid availability, 1996, ISBN 92-4-154482-1

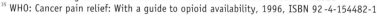

Bei überregionalen Leitlinien sollten darüber hinaus methodische Empfehlungen zur regionalen Anpassung vorliegen.

> Die Vorschläge zur Leitlinienverbreitung und -implementierung sollen konkret dargestellt werden.
> Dabei kann es sich um Angaben zu Materialien und Muster, Veranstaltungen, Nutzung bereits etablierter Institutionen und Gruppen, z. B. Qualitätszirkel, Selbsthilfegruppen, Fachverbände handeln.

> Die Inhalte sollen in angemessenem Umfang und in angemessener Form, ziel- und zielgruppenorientiert, dargestellt werden (z. B. Übungsmodule und Fallbeispiele zu Übungs- und Ausbildungszwecken, Patientenversionen, Flow-Charts für die Praxisroutine).

> In Umrissen sind Untersuchungen darzustellen, mit deren Hilfe sich das Ausmaß der Leitlinienimplementierung und damit deren Wirksamkeit auf die Versorgung abschätzen lässt. Neben der Auswertung von Routinedaten und gesonderten Erhebungen kommt solchen Studien eine besondere Bedeutung zu, die Probleme und Hindernisse bei der Umsetzung identifizieren (z. B. mit qualitativen Forschungsmethoden).

Ergebnisse der Leitlinienbewertung

Die Mehrzahl der analysierten Leitlinien nennt Methoden und Instrumente, die erfolgreich zur Implementierung genutzt werden können.

Beispiel 65: Implementierungsinstrumente der bewerteten Leitlinien

Implementierungsinstrumente	Leitlinie
Kurzversion	AHCPR, AkdÄ, SIGN
Patientenversion	AHCPR, AkdÄ, CCOPG
Algorithmus/Flowchart	AHCPR, WHO 98, ASA
Fortbildungsmaßnahmen	WHO 98
Arzneimittellisten	Alle
Doku-Module/Qualitätsindikatoren	AHCPR, AkdÄ, CMA, DIVS, SIGN
Fallvignetten	AHCPR, WHO 98, APS
Lokale Adaptation	AHCPR, SIGN
Defizitanalyse	AHCPR, WHO 96, AkdÄ, Minist. B-W., SIGN
Implementierungsstrategie	WHO 96, SIGN
Muster zum Ausfüllen von Therapie-Plänen, Rezepten, Schmerztagebüchern o.ä.	AHCPR, AkdÄ, Minist.B-W

> Es empfiehlt sich, Implementierungsinstrumente, die im Ausland genutzt werden, auf ihre Übertragbarkeit in das deutsche Versorgungssystem hin zu testen.

> Darüber hinaus werden insbesondere folgende Instrumente vorgeschlagen, die zukünftig in einer Leitlinie zur Tumorschmerztherapie stärker berücksichtigt werden sollen, um deren Akzeptanz und Umsetzung zu fördern:

- Modelle zur Koordinierung des Patientenmanagements und zur interdisziplinären Zusammenarbeit
- Fortbildungs- und Weiterbildungsmaßnahmen [36] auf der Grundlage der Leitlinie
- Ergänzung der Leitlinie durch Fallvignetten und Expertenkommentare zur Nutzung bei Trainingsmaßnahmen nach der Methode des problem-orientierten Lernens.
- Materialien zur Aufklärung und Schulung von Patienten und deren Angehörigen

---

[36] June Dahl, Chris Pasero. Next Steps to Improve Pain Management, Joint Commisssion Benchmark 4/2000: 8-9

- Angabe von Versorgungsverträgen, die die Leitlinie berücksichtigen (z. B. Diabetes-Strukturvertrag [37])
- Kurzversionen und Flow-Charts für die tägliche Praxis
- Anleitungen zur Notfalltherapie
- Dokumentationsmodule / Verlaufsbögen zur Therapiekontrolle

Problem: Begrenzte Zeit und Aufmerksamkeit beim nicht spezialisierten Arzt

Defizite in der Behandlung von Tumorschmerzen bestehen vor allem bei niedergelassenen Ärzten und Klinikärzten außerhalb von onkologischen oder schmerztherapeutischen Zentren. Für die Tumorschmerztherapie steht diesen Ärzten nur wenig Zeit und Aufmerksamkeit zur Verfügung. Umfangreichere Informationsmaterialien und Dokumentationssysteme werden deshalb oft nicht genutzt.

Vorschlag:

➢ Implementierungshilfen müssen auf spezielle Zielgruppen zugeschnitten werden.
Die Kernaussagen der Leitlinie sollten ebenso wie Informationen über schmerztherapeutische Einrichtungen oder Beratungsstellen als Plastikkarte für den Schreibtisch oder als Broschüre für die Kitteltasche vorliegen. Geeignete Fragebögen wie die deutsche Version des Brief Pain Inventory (BPI) oder das minimale Dokumentationssystem für die Palliativstation (MIDOS) können angeboten werden, ebenso ein Schmerztagebuch für den Patienten.

→ **Beispiel 66: Kurzversionen (siehe Leitlinien der AHCPR und der AkdÄ)**
→ **siehe Beispiel 5 (Flowcharts)**

Problem: Patienteninformationen

Patienten sind auch mit einer unzulänglichen Behandlung zufrieden, da sie oft nicht aufgeklärt sind über die Möglichkeiten der Schmerztherapie und die Grundlagen der Behandlung. Informationsmaterialien für Patienten wurden in Deutschland häufig von pharmazeutischen Firmen vorgelegt.

Vorschlag:

➢ Eine kurze Informationsbroschüre für Patienten, die die Kernaussagen der Leitlinie enthält, sollte der Leitlinie beigelegt werden.
→ siehe Beispiel 69
Diese Informationsbroschüre sollte enthalten:
- Erklärungen zu Tumorschmerzen
- Kernaussagen der Leitlinien
- typische Vorurteile und Barrieren und deren Gegenargumente
- Adressen von Patientenorgansationen
- beispielhafte Therapiepläne.

---

[37] Grüßer M, Röger C, Jörgens V. Therapieprogramme bei Diabetes mellitus Typ II, Erweiterte Diabetes-Vereinbarung. Dtsch. Ärztebl. 94: A-1756 - A-1757

Beispiel 67: Informationen zu Medikamenten aus der Patientenbroschüre [38]

(aus der Patientenbroschüre zur Leitlinie Management of Cancer pain, AHCPR 1994, S. 14-15)

< ausgewählt wegen der übersichtlichen Darstellung und der Gegenüberstellung von Nutzen und Risiken >

Benefits and Risks of Treatment

This booklet talks about many different treatments for cancer pain. It also talks about side effects of medicines.
Information about benefits and risks (side effects) of medicines may also be important to you. The list below describes the benefits and risks of the different types of medicines described on pages 4-5.

Nonopioids:
Benefits: Control mild to moderate pain. Some can also be bought without a prescription.

Risks: Some of these medicines cane cause stomach upset. They can also cause bleeding in the stomach, slow blood clotting, and cause kidney problems. Acetaminophen does not cause these side effects, but high doses of it can hurt the liver.

Opioids:

Benefits: These medicines control moderate to severe pain and do not cause bleeding.

Risks: May cause constipation, sleepiness, nausea and vomiting. Opioids sometimes cause problems with urination or itching. They may also slow breathing, especially when they are first given, but this is unusual in people who take opioids on a regular basis for pain.

Antidepressants:
Benefits: Antidepressants help to control tingling or burning pain from damaged nerves. They also improve sleep.

Risks: These medicines may cause dry mouth, sleepiness, and constipation.
Some cause dizziness and lightheadedness when standing up suddenly.

Anticonvulsants:

Benefits: Help to control tingling or burning from nerve injury.

Risks: May hurt the liver and lower the number of red and white cells in the blood. It is important to have regular blood tests to check for these effects.

Steroids:

Benefits: Help relieve bone pain, pain caused by spinal cord and brain tumors, and pain caused by inflammation.
Steroids also increase appetite.

Risks: May cause fluid to build up in the body. May also cause bleeding and irritation to the stomach. Confusion is a problem for some patients when taking steroids.

---

[38] Agency for Health Care Policy and Research, US Department of Health and Human Services, ed. Clinical Practice Guideline No. 9: Management of Cancer Pain. 1994, Washington, D.C.

Problem: Schulung

Wegen häufiger Missverständnisse und Vorbehalte gegenüber der Schmerztherapie - insbesondere der Versorgung mit Opiaten - ist die Schulung der Patienten von besonderer Bedeutung und sollte in den Behandlungsplan integriert werden.

> Eine nationale Leitlinie zur Behandlung von Tumorschmerzen sollte das Thema auf verschiedenen Ebenen behandeln:
> - Schulung von Fachpersonal
> - siehe Beispiele 68, 69, 70
> - Schulung des Patienten und der Familie
> - siehe Beispiele 71, 72
> - Aufklärung / Schulung der Öffentlichkeit
> - siehe Beispiel 73

< Die folgenden Beispiele wurden ausgewählt, um die verschiedenen Ansatzpunkte für Informations- und Schulungsprogramme zu verdeutlichen. >

Beispiel 68: Information und Schulung von Fachpersonal
(aus der Leitlinie Cancer pain relief and palliative care in children, WHO, 1998, S. 63)

Professional education

Despite enormous advances in knowledge of cancer pain relief in children, serious challenges remain in clinical practice. There is a wide gap between what is known and what is practised. Health-care workers lack up-to-date information about pain systems, methods of pain assessment, and effective means of relieving cancer pain. The highest priority now and in the immediate future must be the application of existing knowledge on relief of children's cancer pain to clinical practice.

At present, health education curricula (medicine, nursing, psychology) include little information about the sensory systems that mediate pain, the factors that enhance pain, the triggers that activate internal pain-inhibitory systems, or the drug and non-drug therapies that are available for children. The guidelines for cancer pain management provided in this publication should be made available for educational purposes in both developed and developing countries, together with information about the nature, assessment, and treatment of childhood cancer pain. The aims of educational programmes in this area should be to:

- disseminate a common core syllabus containing the essential guidelines for relieving cancer pain in children, with supplementary material provided to meet the needs of individual professional groups;

- provide training programmes for health-care workers in association with their existing professional certification boards and with the faculties of universities, colleges, and training schools.

Beispiel 69: Fallvignette und Expertenkommentar zur Tumorschmerztherapie

(Quelle: Klaschik E.: Medikamentöse Schmerztherapie bei Tumorpatienten - Ein Leitfaden, 5. überarbeitete Auflage, Bonn Pallia Med 1998, ISBN 3-933145-31-6, S. 39)

< ausgewählt wegen der Kombination aus Fallvignette und Expertenkommentar >

I. Überwiegend visceraler Tumorschmerz

♀ H. L., 59 Jahre

Diagnose: Zustand nach Hemicolektomie wegen eines Colon-Carcinoms 1990; Zustand nach Ovarektomie wegen Ovarialmetastasen 1993, Lebermetastasen, Netzmetastasen, Peritonealcarcinose, Ascites, Harnstauungsniere links, Zustand nach Chemotherapie. Die Patientin klagt über Schmerzen, Übelkeit und Erbrechen.

Schmerzen: Dumpfe, z.T. wellenförmig ablaufende Schmerzen im gesamten Abdomen in den Rücken ausstrahlend; Schmerzen besonders stark im epigastrischen Winkel.

> **Bisherige Schmerztherapie:**
> Novalgin®, Temgesic®, Talvosilen®, Tramal®, Nedolon®, Neurocil®, Buscopan®.
> Später dazu: MST Mundipharma®, Retardtabletten 5(!!) x 30 mg; Fortecortin®, Vomex A®, Vergentan®, Zofran®, Metoclopramid®, gegen die Übelkeit, jedoch ohne Erfolg.
>
> **Schmerzintensität bei stationärer Aufnahme:**
> VAS (visuelle Analogskala) in Ruhe 5 – 6; bei Belastung 8 – 9
>
> **Jetzt eingeleitete Schmerztherapie:**
> 18.08.1993: Morphin s. c. 20 mg / 4 Std.; Froben® Supp. 3 x 100 mg; Fortecortin® 2 x 8 mg; Laxoberal® 15 Tropfen; Antra® 1 Kapsel; Haldol® 3 x 0,5 mg oral; Valoid® Amp. 3 x 50 mg s.c.; Rohypnol® 2 mg zum Schlafen.
> 23.08.1993: MST Mundipharma®, Retardtabletten 2 x 260 mg; Froben® Supp. 3 x 100 mg; Fortecortin® 6 mg; 6 mg; Laxoberal® 15 Tr.; Antra® 1 Kapsel; Haldol® 3 x 0,5 mg; Marzine® 3 x 50 mg.
> 30.08.1993: Entlassung der Patientin nach Hause; VAS in Ruhe O, bei Belastung 1 – 2.

Kommentar:

Es gibt keine Indikation, MST Mundipharma®, Retardtabletten, 5 x täglich zu verabreichen; bei über 90 % unserer Patienten kommen wir mit der 2 x täglichen Applikation aus. In seltenen Fällen muß auf einen 8-Stunden-Rhythmus übergegangen werden.

Beispiel 70: Übungsbeispiele zur Dosierung

(aus der Leitlinie Principles of Analgesic Use in the Treatment of Acute Pain and Cancer Pain, APS, 1999, S. 27)

< ausgewählt wegen der Kombination aus konkreter Handlungsanweisung und Beispiel >

---

b. Procedure for choosing the dose of the new drug.

(1) Use the equianalgesic dose chart (see Table 3) for a first estimate of the dose of the new drug equianalgesic to the old drug.

(a) Write down the total dose of each opioid given over the past 24 hours. If both parenteral and oral doses of the same opioid were given, calculate a separate total for each.

(b) Divide each 24-hour total by the equianalgesic dose in Table 3 for that opioid and route, thus converting the dose into equianalgesic dose units, each equivalent to 10 mg of IM morphine. Add up the equianalgesic dose units for all drugs and routes.

(c) Estimate the dose of the new drug by multiplying the sum obtained in Step (b) above by the equianalgesic dose for the new drug and route.

Example: A patient is on a hydromorphone intravenous infusion at 1.5 mg/hour, and you wish to convert to an oral morphine regimen. The total hydromorphone dose over the previous 24 hours was 36 mg. Dividing the equianalgesic dose for parenteral hydromorphone by 1.5 gives a dose of 24 equianalgesic dose units/24 hours. To estimate the equianalgesic dose of oral morphine, multiply 24 by 30, the equianalgesic dose for oral morphine, yielding 720 mg oral morphine/24 hours.

Beispiel 71: Information und Schulung des Patienten
(aus der Leitlinie Management of cancer pain, AHCPR, 1994, S.84)

Management of Cancer Pain

Table 16. Patient education program content

General overview

    Pain can be relieved.

    Defining pain.

    Understanding the causes of pain.

    Pain assessment and use of pain-rating scales to communicate pain.

    Talking to doctors and nurses about pain.

    Using a preventive approach to pain control.

Pharmacologic management

    Overview of drug management of pain.

    Overcoming fears of addiction and drug tolerance.

    Understanding drug tolerance.

    Understanding respiratory depression.

    Controlling common side effects of drugs (e.g., nausea and constipation).

Nonpharmacologic management

    Importance of nonpharmacologic interventions.

    Use of nonpharmacologic modalities as adjuncts to analgesics.

    Review of previous experience with nonpharmacologic modalities.

    Peer support groups and pastoral counseling.

    Demonstration of heat, cold, massage, relaxation, imagery, and distraction.

Beispiel 72: Education and family
(aus der Leitlinie Control of Pain in Patients with Cancer, SIGN 2000, S.4)

EDUCATION AND FAMILY	
Family members are increasingly involved in the management of cancer related pain for patients cared for at home. Research has shown that family members demonstrate areas of lack of knowledge of pain or hold attitudes to pain and its management which may impact negatively on patients´ pain outcome. Pain education programmes that involve patients and their carers significantly affect the patient's pain experience.	Evidence level III
B Family members should be offered information and education regarding the principles of pain and its management in order to address their lack of knowledge and concerns regarding analgesic administration, tolerance and addiction.	

Beispiel 73: Information und Schulung der Öffentlichkeit

(aus der Leitlinie Cancer pain relief and palliative care in children, WHO, 1998, S. 64)

Public education

The lay public can campaign for the comprehensive and humane care to which children with cancer are entitled. To do this, the public needs to be aware that:

- children with cancer often suffer pain
- practical guidelines for alleviating children's pain recommend both drug and non-drug therapies
- opioid drugs are safe and effective for children, when used appropriately for pain control
- appropriate administration of opioid drugs does not lead to abuse and addiction, as popularly supposed
- simple and practical non-drug pain-control methods can be combined with drug therapies to provide effective relief of children's cancer pain.

Anhang 1: Beurteilungskriterien für Leitlinien in der medizinischen Versorgung

(Beschlüsse der Vorstände von Bundesärztekammer und Kassenärztlicher Bundesvereinigung, Juni 1997 [15])

1.   Einführung

Bei zunehmender Komplexität der Medizin sind Leitlinien Hilfen für ärztliche Entscheidungsprozesse im Rahmen einer leistungsfähigen Versorgung der Patienten sowie wesentliche Bestandteile von Qualitätssicherungsprogrammen. Leitlinien können Einfluss nehmen auf Wissen, Einstellung und Verhalten von Ärzten, von Mitgliedern der Fachberufe im Gesundheitswesen und von medizinischen Laien. Leitlinien sollen somit Versorgungsergebnisse verbessern, Risiken minimieren und die Wirtschaftlichkeit erhöhen.

Die nachfolgenden Empfehlungen beschreiben Definitionen, Ziele und international akzeptierte Qualitätskriterien für Leitlinien.

2.   Definitionen

- *Leitlinien* sind systematisch entwickelte Entscheidungshilfen über die angemessene ärztliche Vorgehensweise bei speziellen gesundheitlichen Problemen.
- Leitlinien stellen den nach einem definierten, transparent gemachten Vorgehen erzielten Konsens mehrerer Experten aus unterschiedlichen Fachbereichen und Arbeitsgruppen (ggf. unter Berücksichtigung von Patienten) zu bestimmten ärztlichen Vorgehensweisen dar.
- Leitlinien sind wissenschaftlich begründete und praxisorientierte Handlungsempfehlungen.
- Methodische Instrumente zur Erstellung von Leitlinien sind unter anderem Konsensuskonferenzen, Delphi-Analysen, Therapiestudien, Meta-Analysen.
- Leitlinien sind Orientierungshilfen im Sinne von „Handlungs- und Entscheidungskorridoren", von denen in begründeten Fällen abgewichen werden kann oder sogar muss.
- Leitlinien werden regelmäßig auf ihre Aktualität hin überprüft und ggf. fortgeschrieben.

Der Begriff *Richtlinien* sollte hingegen Regelungen des Handelns oder Unterlassens vorbehalten bleiben, die von einer rechtlich legitimierten Institution konsentiert, schriftlich fixiert und veröffentlicht wurden, für den Rechtsraum dieser Institution verbindlich sind und deren Nichtbeachtung definierte Sanktionen nach sich zieht. Die Inhalte der vorliegenden Empfehlung beziehen sich ausdrücklich nicht auf Richtlinien der ärztlichen Selbstverwaltungskörperschaften.

3.   Ziele von Leitlinien

Leitlinien dienen

- der Sicherung und Verbesserung der gesundheitlichen Versorgung der Bevölkerung,
- der Berücksichtigung systematisch entwickelter Entscheidungshilfen in der ärztlichen Berufspraxis,

- der Motivation zu wissenschaftlich begründeter und ökonomisch angemessener ärztlicher Vorgehensweise unter Berücksichtigung der Bedürfnisse und Einstellungen der Patienten,

- der Vermeidung unnötiger und überholter medizinischer Maßnahmen und unnötiger Kosten,

- der Verminderung unerwünschter Qualitätsschwankungen im Bereich der ärztlichen Versorgung,

- der Information der Öffentlichkeit (Patienten, Kostenträger, Verordnungsgeber, Fachöffentlichkeit u.a.) über notwendige und allgemein übliche ärztliche Maßnahmen bei speziellen Gesundheitsrisiken und Gesundheitsstörungen.

4.   Qualitätskriterien von Leitlinien

Leitlinien sollten folgenden Qualitätskriterien genügen:

- Transparenz:

   Leitlinien sollten nur dann Berücksichtigung finden, wenn ihre Ziele, sowie die bei der Erstellung benutzten Methoden und die den Empfehlungen zugrunde liegenden relevanten Erkenntnisse, Quellen und Autoren, sowie die betroffenen Kreise genannt werden. Die vorgeschlagenen Vorgehensweisen sollen im Vergleich zu nicht in den Leitlinien empfohlenen Verfahren diskutiert werden.

- Gültigkeit:

   Leitlinien sind als gültig (valide) anzusehen, wenn durch die Befolgung ihrer Empfehlungen die zu erwartenden gesundheitlichen und ökonomischen Ergebnisse tatsächlich erzielt werden können.
   Zuverlässigkeit und Reproduzierbarkeit :
   Leitlinien sind als zuverlässig und reproduzierbar anzusehen, wenn

   (1)   andere unabhängige Experten bei der Benutzung der gleichen zugrunde liegenden empirischen Erkenntnisse (Evidenz) mit gleicher Methodik zu identischen Empfehlungen gelangen, und wenn

   (2)   Leitlinien unter identischen klinischen Umständen immer gleich interpretiert und angewandt werden können.

- Multidisziplinäre Entwicklung:

   Ärztliche Leitlinien sind unter Beteiligung von Repräsentanten der betroffenen Gruppen (Anwender und gegebenenfalls Zielgruppen) zu entwickeln.

- Anwendbarkeit:

   Die Zielgruppen, denen die Empfehlungen von Leitlinien zugute kommen sollen - Patientenpopulationen etc. -, sind eindeutig zu definieren und zu beschreiben. Dabei sollen Angaben über den Anteil der charakteristischen Situationen gemacht werden, in denen die Empfehlungen von Leitlinien nach empirischen Erkenntnissen erfolgversprechend sind.

- Flexibilität:

   Leitlinien nennen speziell bekannte und allgemein zu erwartende Ausnahmen von den Empfehlungen. Sie zeigen auf, wie die Bedürfnisse der Patienten in die ärztliche Entscheidungsfindung einzubeziehen sind.

- Klarheit, Eindeutigkeit:

Leitlinien sind in allgemein verständlicher Sprache abzufassen, unter Verwendung von präziser Terminologie und Definitionen sowie von logischen und leicht nachvollziehbaren Darstellungen. Es empfiehlt sich, soweit wie möglich einheitliche Präsentationsformen zu verwenden.

- Dokumentation der Leitlinienentwicklung:

  Die Verfahren, Beteiligten, benutzten Materialien, Annahmen, Prämissen und Analysenmethoden, mit deren Hilfe Leitlinien entwickelt wurden, sind ebenso exakt zu dokumentieren wie die Verknüpfung der Empfehlungen mit den verfügbaren wissenschaftlichen Erkenntnissen.

- Planmäßige Überprüfung:

  Leitlinien enthalten Angaben darüber, wann, wie und durch wen sie überprüft werden.

- Überprüfung der Anwendung:

  Leitlinien zeigen Verfahren auf, mit denen die Akzeptanz und Praktikabilität der Empfehlungen in der Praxis ermittelt werden können.

- Kosten-Nutzen-Verhältnis:

  Leitlinien sollen zur Verbesserung der medizinischen Versorgung unter Berücksichtigung der hierdurch entstehenden Kosten führen. Die Empfehlungen von Leitlinien sollten möglichst ergänzt werden durch Informationen über den Umfang des Nutzens, der Risiken, Nebenwirkungen und Kosten, die bei Berücksichtigung der Empfehlungen zu erwarten sind, sowie durch Hinweise auf die Nutzen-Kosten-Relation bei anderen Vorgehensweisen.

- Verfügbarkeit der Leitlinie:

  Leitlinien sollten durch Angaben über problemorientierte Instrumente ergänzt werden, mit deren Hilfe die Empfehlungen in der ärztlichen Berufspraxis verfügbar und nutzbar gemacht werden können (z. B. Praxishilfen, Patienteninformationsmaterial, Fortbildungsmaterial, Dokumentationshilfen).

5.   Vorschlag für eine standardisierte Zusammenfassung / Gliederung von Leitlinien

1. *Ziele:* Vorrangige Ziele der Leitlinie mit Nennung des Gesundheitsproblems, der Zielgruppe (Patienten und Leistungserbringer) und der Rahmenbedingungen.

2. *Vorgehensweise:* Ablaufschema der empfohlenen Vorgehensweise. In diesem Zusammenhang sollte die Leitlinien - wenn möglich - Antwort auf folgende Fragen geben:

    - Was ist notwendig ?
    - Was ist überflüssig ?
    - Was ist obsolet ?
    - Wie sollen Verlaufsbeobachtungen durchgeführt werden ?
    - Lässt sich eine differenzierte Empfehlung zur Entscheidung hinsichtlich ambulanter oder stationärer Versorgung machen ?

3. *Ergebnisse:* Zusammenstellung der Ergebnisse der empfohlenen Vorgehensweise, auch im Vergleich zu anderen, nicht vorgeschlagenen Vorgehensweisen.

4. *Beweise und Auswahlkriterien:* Wissenschaftliche Belege für die Ergebnisse der empfohlenen Vorgehensweise. Angabe, welche Auswahlkriterien und Werturteile für die Nennung der wissenschaftlichen Belege von wem genutzt wurden.

5. *Nutzen, Nebenwirkungen, Kosten:* Umfang des Nutzens, der Risiken, Nebenwirkungen, Kosten, die bei Berücksichtigung der Leitlinie zu erwarten sind. Erwünscht sind Hinweise auf die Nutzen-Kosten-Relation der vorgeschlagenen Vorgehensweise (wenn möglich, auch im Vergleich zu anderen Vorgehensweisen).

6. *Zusammenfassende Empfehlungen der Leitlinie*

7. *Implementierungsplan:* Angabe problemorientierter Implementierungsinstrumente (z. B. Praxishilfen, Patienteninformationsmaterial, Fortbildungsmaterial, Dokumentationshilfen)

8. *Belege für die Berücksichtigung und Wirksamkeit der Leitlinie:* Angabe externer Evaluation der Leitlinie und ihrer Berücksichtigung, Vergleich mit vergleichbaren Leitlinien oder Empfehlungen.

9. *Gültigkeitsdauer und Verantwortlichkeit für die Fortschreibung*

10. *Angabe von Autoren, Kooperationspartnern, Konsensusverfahren, Sponsoren*

Anhang 2: Checkliste Methodische Qualität von Leitlinien –
Version (8 / 1999)

1. Fragen zur Qualität der Leitlinienentwicklung

lfd.Nr.	Verantwortlichkeit für die Leitlinienentwicklung	j	n	uk	na
1.1	Wird die für die Leitlinienentwicklung verantwortliche Institution klar genannt?	☐	☐	☐	-
1.2.	Existieren detaillierte Angaben über finanzielle oder andere Formen der Unterstützung durch Dritte?	☐	☐	☐	-
1.3.	Falls Unterstützung seitens kommerzieller Interessengruppen erfolgte bzw. Hinweise auf mögliche Verpflichtungen / Interessenkonflikte existieren, wurde die mögliche Einflussnahme auf die Leitlinie diskutiert?	☐	☐	☐	☐

	Autoren der Leitlinie	j	n	uk	na
1.4.	Sind die an der Erstellung der Leitlinie Beteiligten (Fach-, Interessen-, Patientengruppen) hinsichtlich ihrer Funktion und der Art ihrer Beteiligung klar genannt?	☐	☐	☐	-
1.5.	Waren an der Erstellung der Leitlinie die von den Empfehlungen im wesentlichen Betroffenen (die mit der Thematik befassten Fachdisziplinen und Patienten) beteiligt?	☐	☐	☐	☐

	Identifizierung und Interpretation der Evidenz	j	n	uk	na
1.6.	Werden Quellen und Methoden beschrieben, mit deren Hilfe die den Empfehlungen zugrunde liegenden Belege (Evidenz) gesucht, identifiziert und ausgewählt wurden?	☐	☐	☐	-
1.7.	Sind die Informationsquellen und Suchstrategien nachvollziehbar dokumentiert?	☐	☐	☐	☐
1.8.	Werden die Methoden zur Interpretation und Bewertung der Evidenzstärke genannt?	☐	☐	☐	-

	Formulierung der Leitlinienempfehlungen	j	n	uk	na
1.9.	Werden die zur Auswahl der Leitlinienempfehlungen eingesetzten Methoden genannt?	☐	☐	☐	-
1.10.	Werden die zur Konsentierung der Leitlinienempfehlungen eingesetzten Verfahren genannt?	☐	☐	☐	-
1.11.	Wird erwähnt, wie die Vorstellungen von interessierten Gruppen, die nicht an der Leitlinienerstellung beteiligt waren, berücksichtigt wurden?	☐	☐	☐	-
1.12.	Ist die Verknüpfung der wichtigsten Empfehlungen mit der zugrunde liegenden Evidenz exakt dokumentiert?	☐	☐	☐	☐

	Gutachterverfahren und Pilotstudien	j	n	uk	na
1.13.	Ist die Leitlinie vor der Veröffentlichung durch unabhängige Dritte begutachtet worden?	☐	☐	☐	-
1.14.	Werden die Methoden, Kommentierungen, Konsequenzen einer Begutachtung erwähnt?	☐	☐	☐	☐
1.15.	Wurde die Leitlinie einer Vortestung oder einem Pilotversuch unterzogen?	☐	☐	☐	-
1.16.	Werden die Methoden, Ergebnisse und Konsequenzen eines Pilotversuchs erwähnt?	☐	☐	☐	☐
1.17.	Wurde die Leitlinie mit anderen thematisch vergleichbaren Leitlinien verglichen?	☐	☐	☐	☐

	Gültigkeitsdauer / Aktualisierung der Leitlinie	j	n	uk	na
1.18.	Ist in der Leitlinie ein Zeitpunkt genannt, zu dem sie überprüft / aktualisiert werden soll?	☐	☐	☐	☐
1.19.	Sind Zuständigkeit und Verfahrensweisen für Überprüfung / Aktualisierung klar definiert?	☐	☐	☐	☐

	Transparenz der Leitlinienerstellung	j	n	uk	na
1.20.	Wurden die möglichen systematischen Fehler / Konflikte umfassend diskutiert?	☐	☐	☐	-
1.21.	Existiert eine zusammenfassende Darstellung über den Inhalt, die Empfehlungen der Leitlinie sowie über die Methodik der Erstellung (z. B. in Form eines Leitlinien-Reports)?	☐	☐	☐	-

2. Fragen zu Inhalt und Format der Leitlinie

	Ziele der Leitlinie	j	n	uk	na
2.1.	Sind die Gründe für die Leitlinienentwicklung explizit genannt?	☐	☐	☐	-
2.2.	Sind die Ziele der Leitlinie eindeutig definiert ?	☐	☐	☐	-

	Kontext (Anwendbarkeit / Flexibilität)	j	n	uk	na
2.3.	Ist (sind) die Patienten-Zielgruppe(n) der Leitlinie eindeutig definiert (z. B. hinsichtlich Geschlecht, Alter, Krankheitsstadium, Begleiterkrankungen usw.)?	☐	☐	☐	☐
2.4.	Sind die Anwender, an die sich die Leitlinie richtet, eindeutig definiert (z. B. die ärztliche Zielgruppe)?	☐	☐	☐	☐
2.5.	Enthält die Leitlinie Angaben über Situationen, in denen spezielle Empfehlungen der Leitlinie nicht berücksichtigt werden können oder sollen?	☐	☐	☐	☐
2.6.	Wurden Ansichten, Präferenzen und mögliche Reaktionen der Patienten-Zielgruppe(n) berücksichtigt?	☐	☐	☐	☐

	Klarheit, Eindeutigkeit	j	n	uk	na
2.7.	Beschreibt die Leitlinie das behandelte Gesundheits- / Versorgungsproblem eindeutig und in allgemein verständlicher Sprache?	☐	☐	☐	-
2.8.	a) Sind die Empfehlungen logisch, inhaltlich konsistent ,eindeutig, leicht nachvollziehbar dargestellt und übersichtlich präsentiert? b) Enthält die Leitlinie wesentliche (Schlüssel-) Empfehlungen, die leicht zu identifizieren sind ?	☐	☐	☐	-
2.9.	Sind die in Frage kommenden Handlungsalternativen und die Entscheidungskriterien für ihre Auswahl präzise beschrieben?	☐	☐	☐	-
2.10.	Liegen differenzierte Empfehlungen zur Entscheidung hinsichtlich ambulanter oder stationärer Versorgung vor?	☐	☐	☐	-
2.11.	Existieren Angaben darüber, welche Maßnahmen notwendig erscheinen?	☐	☐	☐	☐
2.12.	Existieren Angaben über Maßnahmen, die unzweckmäßig, überflüssig, obsolet erscheinen?	☐	☐	☐	☐

	Nutzen, Nebenwirkungen, Kosten, Ergebnisse	j	n	uk	na
2.13.	Wird der bei Befolgen der Leitlinie zu erwartende gesundheitliche Nutzen bezüglich z. B. Morbidität, Mortalität, Symptomatik, Lebensqualität genannt?	☐	☐	☐	☐
2.14.	Werden die bei Befolgen der Leitlinie möglichen Risiken (Nebenwirkungen und Komplikationen) der Diagnostik / Therapie genannt?	☐	☐	☐	☐
2.15.	Wurden bei der Formulierung der Empfehlungen die Folgen für Kosten und andere Ressourcen berücksichtigt?	☐	☐	☐	☐
2.16.	Wird eine Abwägung der möglichen Vorteile, Risiken, Kosten vorgenommen und unterstützt dies die vorgeschlagene Vorgehensweise?	☐	☐	☐	☐

3. Fragen zur Anwendbarkeit der Leitlinie

	Verbreitung und Implementierung	j	n	uk	na
3.1.	a) Existieren Instrumente / Maßnahmen, die die Anwendung der Leitlinie unterstützen können ?	☐	☐	☐	☐
	b) Wurden die möglichen Probleme bezüglich der Einstellungs- oder Verhaltensänderungen von Ärzten und anderen Leistungserbringern im Gesundheitswesen bei Anwendung der Leitlinie berücksichtigt?	☐	☐	☐	☐
	c) Wurden die möglichen organisatorischen Hindernisse der Leitlinien-Anwendung berücksichtigt?	☐	☐	☐	☐
3.2.	*Nur für überregionale Leitlinien:* Existieren Empfehlungen zur Methode der regionalen Anpassung der Leitlinie?	☐	☐	☐	☐

	Überprüfung der Anwendung	j	n	uk	na
3.3.	Wird in der Leitlinie erwähnt, wie aus den Empfehlungen messbare Kriterien / Indikatoren abgeleitet werden können, um das Befolgen der Leitlinie zu ermitteln?	☐	☐	☐	☐
3.4.	Werden messbare Kriterien / Indikatoren genannt, anhand derer der Effekt der Leitlinienanwendung überprüft werden kann?	☐	☐	☐	☐

Nur eine Antwortkategorie ankreuzen:

j: ja
n: nein
uk: unklar (auch bei unvollständigen / unzureichenden Angaben)
na: nicht anwendbar

Anhang 3: Bewertung der technischen Qualität von Leitlinien

(Verfahrensvorschlag des Expertenkreises Leitlinien der ÄZQ, Köln 1999)

Die Checkliste „Methodische Qualität von Leitlinien" (s. Anhang 2) ist das Instrument zur Überprüfung der **technischen Qualität einer Leitlinie inklusive der Vollständigkeit des Leitlinien-Reports.**

Unter „Leitlinien-Report" verstehen man eine Zusammenstellung von

- Langfassung der LL und
- Kurzfassung und
- Angaben zu: Erstellung der Leitlinie und zu Implementierungsinstrumenten.

Die *Qualität der Leitlinierstellung* kann in folgender Weise beschrieben werden:

- Faktor 1: Qualität der Leitlinienentwicklung
- = Σ [(Ja-Antworten) zu Fragen (1.1.bis 1.21) – (1.3, 1.14, 1.16, 1.19)]

Erreichbar sind maximal 17 Punkte (Begründung für die Auswahl der Fragen: Nicht berücksichtigt wurden die aus anderen Fragen resultierenden Anschlussfragen)

Die *Qualität von Inhalt und Format einer Leitlinie* kann in erster Näherung in folgender Weise beschrieben werden:

- Faktor 2: Inhalt und Format der Leitlinie
- = Σ [(Ja-Antworten) zu Fragen (2.1.bis 2.16)]

Erreichbar sind maximal 17 Punkte (da Frage 2.8. aus 2 Unterfragen besteht)

Die *Qualität von Angaben zur Anwendbarkeit einer Leitlinie* kann in erster Näherung in folgender Weise beschrieben werden:

- Faktor 3: Anwendbarkeit der Leitlinie
- = Σ [(Ja-Antworten) zu Fragen (3.1.bis 3.4)]

Erreichbar sind maximal 6 (5) Punkte bei überregionalen (regionalen) Leitlinien (da Frage 3.1. aus 3 Unterfragen besteht)

Anhang 4: Im Rahmen des Clearingverfahrens Tumorschmerz recherchierte Leitliniendatenbanken

Alle Datenbanken sind zugänglich über den Leitlinien-Informations-Dienst der ÄZQ (http://www.leitlinien.de)

Fachübergreifende Leitliniendatenbanken	Fachspezifische Leitliniendatenbanken
• AHCPR (Agency for Health Care Policy and Research), USA • AMA (Alberta Medical Association), CDN • AMA (American Medical Association), USA • AMA (Australian Medical Association), AUS • American College fo Preventive Medicine, USA • ANDEM (L´Agence Nationale pour le Développement de l´Evaluation Medicale), F • ANAES (Agence National d´Accréditation et d´Évaluation en Santé), F • Arzneimittelkommission der dt. Ärzteschaft, D • AWMF (Arbeitsgemeinschaft der Wissenschaftlichen Fachgesellschaften), D • British Columbia Council on Clinical Practice Guidelines, USA • Canadian Task Force on Preventive Health Care • CBO (Centraal Begeleidigungsorgaan), NL • CDC (Centers for Disease Control and Prevention), USA • CMA/CMAJ (Canadian Medical Association), CDN • College of Physicians & Surgeons of Manitoba, CDN • DOH (Department of Health), GB • Group Health Northwest, USA • HCFA (Health Care Financing Administration), USA • Health Canada LCDC (Laboratory Centre for Disease Control) STD-Guidelines, CDN • HSTAT (Health Services Technology Assessment Texts), USA • ICSI (Institute for Clinical Systems Integration) • IHS (Institute of Health Sciences)/Univ. of Oxford, GB • Nederlands Huisartsen Genootschap, NL • New Zealand Guidelines Group, NZ • NHMRC (National Health and Medical Research Council), AUS • NIH (National Institutes of Health), USA • NGC (National Guideline Clearinghouse) • NSW Health, AUS • SIGN (Scottish Intercollegiate Guidelines Network), GB • Virtual Hospital, Univ. of Iowa, USA • VPQHC (Vermont Program for Quality in Health Care), CDN • WHO (World Health Organization) • Wissenschaftlicher Beirat der BÄK, D	• AAFP (American Academy of Family Physicians), USA • AAP (American Academy of Pediatrics), USA • AAPM (American Academy of Physical Medicine & Rehabilitation), USA • ACP-ASIM (American College of Physicians – American Society of Internal Medicine), USA • ACS (American Cancer Society), USA • AGS (American Geriatrics Society), USA • APS (American Pain Society), USA • ASA (American Society of Anesthesiologists), USA • ASCO (American Society of Clinical Oncology), USA • Canadian Cancer Society, USA • CCOPGI (Cancer Care Ontario Practice Guidelines Initiative), CDN • Department of Pediatrics, Loyola Medical Center, USA • Deutsche Krebsgesellschaft, D • FNCLCC (Fédération Nationale des Centres de Lutte Contre le Cancer), F • NASPGN (North American Society for Pediatric Gastroenterology and Nutrition), USA • NBBC (National Breast Cancer Centre), AUS • NCI (National Cancer Institute), USA • RCGP (Royal College of General Practitioners), GB • Tumorzentrum München, D • Univ. of Wisconsin Comprehensive Cancer Center, USA

Anhang 5: Rechercheergebnis - Tumorschmerz: Formal bewertete Leitlinien

1. Agency for Health Care Policy and Research: Management of cancer pain, 1994 (Clinical Practice Guideline; no. 9)
   http://text.nlm.nih.gov/ftrs/pick?dbName=capc&ftrsK=55240&cp=1&t=961078506&coll ect=ahcpr
2. American Pain Society: Principles of analgesic use in the treatment of acute pain and chronic cancer pain, 1999, 4 ed., 64 S.
   http://www.ampainsoc.org/pub/principles.htm
3. American Society of Anesthesiologists: Practice Guidelines for Cancer Pain Management. Anethesiology 1996, 84(5):1243-1257
   http://www.asahq.org/practice/cancer/cancer.html
4. Arzneimittelkommission der Deutschen Ärzteschaft: Empfehlungen zur Therapie von Tumorschmerzen, 2. Aufl., 2000. AVP-Sonderheft Therapieempfehlungen, 23 S. + Handlungsleitlinie (Kurzfassung) http://www.akdae.de
5. BC Cancer Agency: Pain control in cancer patients. In: Cancer management manual, 1998, 24 S. http://www.bccancer.bc.ca/cmm/pain-control/
6. Brundage MD, et al: Use of strontium89 in patients with endocrine-refractory carcinoma of the prostate metastatic to bone. Cancer Prev Control 1998, 2(2): 79-87
   http://hiru.mcmaster.ca/ccopgi/guidelines/gen/cpg3_6f.html
7. Deutsche Interdisziplinäre Vereinigung für Schmerztherapie: Leitlinien zur Tumorschmerztherapie, 1999. Tumordiagn. u. Ther. 20: 105-129
8. Schmerztherapie bei Tumorpatienten: ein Leitfaden. Eine gemeinsame Empfehlung der Tumorzentren, der Kassenärztlichen Vereinigungen und der Landesärztekammer Baden-Württemberg. Stuttgart: Ministerium für Arbeit, Gesundheit und Sozialordnung, 3. Aufl., 1994, 74 S.
9. Society of Nuclear Medicine: Procedure guideline for bone pain treatment. 1999, 26 S.
   http://www.snm.org/pdf/ther2.pdf
10. The Steering Committee on Clinical Practice Guidelines for the Care and Treatment of Breast Cancer. Canadian Society of Palliative Care Physicians. Canadian Association of Radiation Oncologists: The management of chronic pain in patients with breast cancer. CMAJ 1998, 10; 158 Suppl. 3: S.71-81
    http://www.cma.ca/cmaj/vol-158/issue-3/breastcpg/guide_10.pdf
11. WHO: Cancer pain relief and palliative care in children, 1998. 76 S. ISBN 92-4-154512-7
12. WHO: Cancer pain relief: With a guide to opioid availability, 1996. VI, 63 S. ISBN 92-4-154482-1
13. Scottish Intercollegiate Guidelines Network: Control of pain in patients with cancer, 2000. 79 S. ISBN 1-899893-17-2 inkl. Quick reference guide
    http://www.show.scot.nhs.uk/sign/clinical.htm

Anhang 6: Strukturierte Leitlinien-Abstracts: Tumorschmerz - Formale Bewertung

Strukturierte Leitlinien-Abstracts ------ (TST Fin 02)	
Leitlinie	**Management of Cancer Pain, Clinical Practice Guideline (No. 9)**
Quelle	U. S. Department of Health and Human Services, Public Health Service, Agency for Health Care Policy and Research AHCPR Publication No. 94-0592, March 94 http://text.nlm.nih.gov/ftrs/pick?dbName=capc&ftrsK=55240&cp=1&t=961078506&collect=ahcpr

1. Fragen zur Qualität der Leitlinienentwicklung

Verantwortlichkeit für Leitlinienentwicklung

Fragen zu	Antwort	Informationen / Kommentare
1.1. Verantwortl. Institution	ja	Agency for Health Care Policy and Research, U. S. Department of Health and Human Services
1.2./1.3. Finan.- / Interessen-Konflikt	nein	

Autoren der Leitlinie

Fragen zu	Antwort	Informationen / Kommentare
1.4. Beteiligte	ja	Management of Cancer Pain Guideline Panel, mit 26 Experten. Die Experten sind namentlich und hinsichtlich ihrer Funktionen klar benannt.
1.5. Beteilg. Betroffener	ja	Das Guideline Panel besteht aus 12 Ärzten (Fachdisziplinen: Onkologie, gynäkologische Onkologie, Schmerztherapie, Anästhesiologie, Endokrinologie, Neurologie, Kinderheilkunde, Intensivmedizin, Psychiatrie, Innere Medizin, Geburtshilfe, Kardiochirurgie, Nuklearmedizin, Hämatologie und Allgemeinmedizin), Fachkrankenschwestern, Patienten, Wissenschaftlern und Experten des Gesundheitswesens. Insgesamt waren an der Erstellung der Leitlinie 470 "Health Care Professionals" und 70 Patienten als Spezialisten, Peer Reviewer oder in der Erprobung der Leitlinien beteiligt.

Identifizierung und Interpretation der klinischen Belege

Fragen zu	Antwort	Informationen / Kommentare
1.6. Meth. Evidenz-Auswahl	ja	Evidenzrecherche in elektronischen Datenbanken. In Bereichen, in denen die wissenschaftliche Evidenz unzureichend war oder widersprüchliche Aussagen auftraten, geben die Empfehlungen den Konsens der Panel-Mitglieder und Experten wieder.
1.7. Doku Suchstrategie	ja	Recherche in 19 Datenbanken, Screening von ca. 9.600 Literaturangaben. 625 wissenschaftliche Studien wurden geprüft und 550 konnten nach Evidenzgraden eingestuft werden. Obwohl die Recherche primär auf Tumorschmerz fokussiert war, wurde auch Literatur zum Thema HIV und Aids bewertet. Es sind mehr als 500 Literaturhinweise angegeben.
1.8. Meth. Evidenzstärke	ja	Interpretation und Bewertung der Evidenzstärke erfolgen entsprechend dem angegebenen Bewertungsschema. **Type of Evidence Definitions:** 1. Meta-analysis of multiple, well-designed controlled studies 2. At least one well-designed experimental study 3. Well-designed, quasiexperimental studies such as nonrandom-

		ized controlled, single group, single group pre-post, cohort, time series, or matched case-controlled studies.
		4. Well-designed nonexperimental studies, such as comparative and correlation descriptive and case studies
		5. Case reports and clinical examples
		Strength and Consistency of evidence:
		A. There is evidence of type I or consistent findings from multiple studies of types II, III or IV.
		B. There is evidence of types II, III or IV, and findings are generally consistent.
		C. There is evidence of types II, III or IV, but findings are inconsistent.
		D. There is little or no evidence, or there is type V evidence only.
		Bei den Evidenzgraden A und B gründen sich die Empfehlungen primär auf die wissenschaftliche Evidenz. Bei den Evidenzgraden C und D benutzte das Panel die verfügbare empirische Evidenz, aber gründete seine Empfehlungen primär auf Expertenmeinungen. In Fällen, in denen die Empfehlung der Leitlinie die Meinung der Panel-Mitglieder wiedergibt, wurde der Zusatz "Panel Consensus" verwendet.

Formulierung der Leitlinienempfehlungen

Fragen zu	Antwort-	Informationen / Kommentare
1.9. Auswahl d. Empfehlg.	ja	Synthese der besten wissenschaftlichen Evidenz, Meta-Analysen
1.10. Konsensverfahren		Expertenkonsens, Peer Review Verfahren.
1.11. Berücks. inter. Kreise	ja	Health care professionals und Patienten als Peer Reviewer oder Teilnehmer des Pilotversuches.
1.12. Evidenzverknüpfung	ja	Die wichtigsten Therapieempfehlungen sind in Verknüpfung mit der wissenschaftlichen Evidenz dargestellt.

Gutachterverfahren und Pilotstudien

Fragen zu	Antwort	Informationen / Kommentare
1.13./1.14. Begutachtung	unklar	
1.15./1.16. Pilotversuch	ja	Die Leitlinie wurde einem Pilotversuch unterzogen.
1.17. LL-Vergleich	ja	Vergleich mit der WHO-Leitlinie: Cancer pain relief (1996)

Gültigkeitsdauer/Aktualisierung der Leitlinie

Fragen zu	Antwort	Informationen / Kommentare
1.18./1.19. Prüfg. / Zust.	nein	

Transparenz der Leitlinienerstellung

Fragen zu	Antwort	Informationen / Kommentare
1.20. System. Fehler	nein	
1.21. Leitlinienreport	ja	Die Darstellungen über die Methodik der Leitlinienerstellung und eine Zusammenfassung über den Inhalt und die Empfehlungen sind dem Gesamttext beigefügt.

Strukturierte Leitlinien-Abstracts ------ (TST Fin 02)	
Leitlinie	Management of Cancer Pain, Clinical Practice Guideline (No. 9)
Quelle	U. S. Department of Health and Human Services, Public Health Service, Agency for Health Care Policy and Research AHCPR Publication No. 94-0592, March 94 http://text.nlm.nih.gov/ftrs/pick?dbName=capc&ftrsK=55240&cp=1&t=961078506&collect=ahcpr

2. Inhalt und Format der Leitlinie

Ziele der Leitlinie

Fragen zu	Antwort	Informationen / Kommentare
2.1. Gründe	ja	Die vorliegende Leitlinie ist eine Weiterentwicklung der AHCPR-Leitlinie "acute pain management after surgery or trauma".
2.2. Ziele	ja	• Information von Klinikern, Patienten und deren Angehörigen darüber, dass Tumorschmerz in den meisten Fällen mit den verfügbaren Methoden gebessert werden kann. • Abbau von Angst vor Abhängigkeit durch Medikamente zur Tumorschmerztherapie. • Information der Ärzte über zentrale Punkte in der Behandlung von Tumorschmerzen. • Unterstützung von effektiven Verfahren zur Diagnose und Behandlung von Patienten mit Tumorschmerzen. • Verstärkung des Patienten in seiner Möglichkeit, Schmerz mitzuteilen, um dadurch eine effektive Behandlung zu ermöglichen. • Vertrautmachen von Patienten und deren Angehörigen mit den verschiedenen Möglichkeiten der Schmerztherapie und Förderung einer aktiven Teilnahme im Therapieentscheidungsprozeß. • Unterstützung eines Modells zur Behandlung von Tumorschmerz, das die Therapie in speziellen schmerzhaften oder lebensbedrohlichen Situationen (z. B. AIDS) führen soll. • Verbreitung von Informationen und Handlungsempfehlungen über den Gebrauch erprobter, rechtlich legitimierter, Substanzen zur Behandlung von Tumorschmerzen. • Identifizierung von gesundheitspolitischen und wissenschaftlichen Fragestellungen, die die Tumorschmerztherapie beeinflussen.

Kontext (Anwendbarkeit / Flexibilität)

Fragen zu	Antwort	Informationen / Kommentare
2.3. Patientengruppe	ja	Erwachsene und Kinder mit Tumorschmerzen, HIV und Aids.
2.4. Ärztl. Zielgruppen	ja	Ärzte, Pflegepersonal, Patienten.
2.5. Ausnahmen v. Empf.	ja	Die Notwendigkeit einer individuellen Therapieanpassung wird betont. Kontraindikationen für bestimmte Verfahren sind genannt.
2.6. Bedürfnisse der Pat.	ja	70 Patienten hatten während des Entstehungsprozesses bzw. in der Pilotphase die Möglichkeit, ihre Vorstellungen mit einzubringen.

Klarheit, Eindeutigkeit

Fragen zu	Antwort	Informationen / Kommentare
2.7. Problembeschreibung	ja	Die Leitlinie beschreibt das behandelte Gesundheitsproblem eindeutig und in allgemein verständlicher Sprache.
2.8.a) Präsentation logisch,	ja	Logische, konsistente, übersichtliche Darstellung.

konsistent		
2.8.b) Schlüsselempfehlung	ja	Die wesentlichen Therapieempfehlungen sind den jeweiligen Kapiteln in durchnummerierter Form vorangestellt.
2.9. Handlungsalternativen	ja	Die Entscheidungskriterien für die verschiedenen therapeutischen Interventionen und entsprechende Handlungsalternativen sind präzise beschrieben.
2.10. Amb./stationär	unklar	
2.11. Notwendige Maßn.	ja	Präzise Handlungsanleitungen für das Therapiekonzept (z. B. WHO-Stufenschema)
2.12. Unzweckmäßige Maßnahmen	ja	Konkrete Prioritätensetzung bezüglich der Therapie erforderlich, Kontraindikationen für zahlreiche Pharmaka, Obsolet: z. B. isolierte Anwendung der Akupunktur bei Tumorschmerzen.

Nutzen, Nebenwirkungen, Kosten, Ergebnisse

Fragen zu	Antwort	Informationen / Kommentare
2.13. Gesundh.-Nutzen	ja	• Steigerung des Wohlbefindens der Patienten durch optimale Schmerzkontrolle • Nachlassen von Angst und Depressionen • Verbesserung der Lebensqualität
2.14. Therapiefolgen / Nebenwirkungen	ja	Risiken und Nebenwirkungen der einzelnen Therapieverfahren sind explizit genannt.
2.15. Disk. v. Kostenfolgen	ja	An konkreten Beispielen wird aufgezeigt, dass die finanziellen Möglichkeiten des Patienten bzw. seiner Krankenversicherung bei der Auswahl des Verfahrens berücksichtigt werden sollten.
2.16. Nutzen-Kosten-Kalk.	ja	Beispielsweise wird die orale Verabreichung von Medikamenten empfohlen, weil sie unter anderem die kosteneffektivste Applikationsform darstellt.

	Strukturierte Leitlinien-Abstracts ------ (TST Fin 02)
Leitlinie	Management of Cancer Pain, Clinical Practice Guideline (No. 9)
Quelle	U. S. Department of Health and Human Services, Public Health Service, Agency for Health Care Policy and Research AHCPR Publication No. 94-0592, March 94 http://text.nlm.nih.gov/ftrs/pick?dbName=capc&ftrsK=55240&cp= 1&t=961078506&collect=ahcpr

3. Anwendbarkeit der Leitlinie

Verbreitung und Implementierung

Fragen zu	Antwort	Informationen / Kommentare
3.1.a) Methode der Impl.	ja	Zusätzlich zu der umfangreichen Langfassung gibt es einen "Quick Reference Guide for Clinicians" und eine Patientenversion. Im Anhang der Leitlinie sind Beispiele zur Anamneseerhebung, Dokumentation, konkreten Anleitung zu Entspannungsübungen und zur Schmerzmessung mit verschiedenen Ratingskalen aufgeführt.
3.1.b) Verhaltensänderung	ja	• Ein wesentlicher Grund für eine suboptimale schmerztherapeutische Versorgung liegt darin, dass Mitarbeiter im Gesundheitswesen unzureichend mit den schmerztherapeutischen Maßnahmen vertraut sind, die Wichtigkeit des Problems nicht erkennen oder Angst vor der Verschreibung von Opioiden haben. Das Panel empfiehlt deshalb, Schmerztherapie in die Curricula für medizinische Mitarbeiter aufzunehmen und entsprechende Trainingsmaßnahmen durchzuführen. • Das ärztliche Gespräch mit Patienten und Angehörigen soll Vorurteile gegenüber der Therapie ausräumen und aufklärend wirken.
3.1.c) Organis. Hindernisse	ja	Als mögliche organisatorische Hindernisse werden z. B. das Fehlen von definierten Verantwortlichkeiten genannt. Zu einer wirksamen Umsetzung der Leitlinie muss innerhalb der Einrichtung exakt beschrieben werden, wer unter welchen Sicherheitsvorkehrungen für die Durchführung der einzelnen schmerztherapeutischen Maßnahmen verantwortlich ist.
3.2. Regionale Anpassg.	nein	

Überprüfung der Anwendung der Leitlinie

Fragen zu	Antwort	Informationen / Kommentare
3.3. Evaluation	nein	
3.4. Indikatoren	ja	• Maßnahmen zur Schmerzevaluation z. B. mit VAS, Num. Pain Skala, deskript. Pain Skala o. a. • Angaben zur Qualitätssicherung der Schmerztherapie: 1. Die Qualitätssicherung in der Schmerztherapie umfasst alle Bereiche. 2. Evaluierung muss an allen Schnittstellen erfolgen, um sicher zu stellen, dass eine optimale Therapie erreicht ist und weiter fortgeführt wird. Konkrete Beispiele zur Schmerzevaluation bei Erwachsenen und Kindern werden im Anhang noch einmal separat dargestellt. 3. Schmerztherapie kann nur effektiv sein, wenn für jeden Prozessschritt die Verantwortlichkeiten festgelegt sind.

Zusammenfassende Beurteilung (Methodische Qualität)

1.	Qualität der LL-Entwicklung	13 Punkte von 17 Punkten der ÄZQ-Checkliste
2.	Qual. von Inhalt und Format	16 Punkten von 17 Punkten der ÄZQ-Checkliste
3.	Qual- Anwendung / Impl.	4 von 6 Punkten der ÄZQ-Checkliste
Σ	Qualität Gesamt	33 von 40 Punkten der ÄZQ-Checkliste

	Strukturierte Leitlinien-Abstracts ------ (TST Fin 10)
Leitlinie	**Principles of Analgesic Use in the Treatment of Acute Pain and Cancer Pain**
Quelle	American Pain Society, 4. Auflage, 1999, 64 Seiten

1. Fragen zur Qualität der Leitlinienentwicklung

Verantwortlichkeit für Leitlinienentwicklung

Fragen zu	Antwort	Informationen / Kommentare
1.1. Verantwortl. Institution	ja	American Pain Society (International Association for the Study of Pain)
1.2./1.3. Finan.- / Interessen-Konflikt	nein	

Autoren der Leitlinie

Fragen zu	Antwort	Informationen / Kommentare
1.4. Beteiligte	ja	5-köpfiges Expertenkomitee. Alle Mitglieder des Expertenkomitees und die das Komitee unterstützenden Mitarbeiter sind namentlich genannt.
1.5. Beteilg. Betroffener	ja	Mitglieder des Expertenkomitees: Ärzte der Fachrichtungen Anästhesie, Innere Medizin, Neurologie, Schmerzforschung und Pharmakologie.

Identifizierung und Interpretation der klinischen Belege

Fragen zu	Antwort	Informationen / Kommentare
1.6. Meth. Evidenz-Auswahl	ja	138 Literaturangaben, jüngste berücksichtigte Literatur Dezember 1998. Die Empfehlungen basieren auf den klinischen Erfahrungen der Experten und der verfügbaren Literatur. Die Auswahl erfolgte im Expertenkonsens.
1.7. Doku Suchstrategie	unklar	
1.8. Meth. Evidenzstärke	nein	

Formulierung der Leitlinienempfehlungen

Fragen zu	Antwort-	Informationen / Kommentare
1.9. Auswahl d. Empfehlg.	ja	Expertenkonsens
1.10. Konsensverfahren	nein	
1.11. Berücks. inter. Kreise	nein	
1.12. Evidenzverknüpfung	nein	

Gutachterverfahren und Pilotstudien

Fragen zu	Antwort	Informationen / Kommentare
1.13./1.14. Begutachtung	unklar	
1.15./1.16. Pilotversuch	ja	Die aktuelle Leitlinie ist in der 4. Auflage erschienen. Seit der Veröffentlichung der 3. Auflage (1992) wurden neue nationale Leitlinien, die WHO-Leitlinien von 1996 und aktuelle wissenschaftliche Erkenntnisse eingearbeitet.
1.17. LL-Vergleich	ja	Die Leitlinie bezieht sich in großen Teilen auf die WHO-Leitlinie (1996).

Gültigkeitsdauer/Aktualisierung der Leitlinie

Fragen zu	Antwort	Informationen / Kommentare
1.18./1.19. Prüfg. / Zust.	nein	

Transparenz der Leitlinienerstellung

Fragen zu	Antwort	Informationen / Kommentare
1.20. System. Fehler	nein	
1.21. Leitlinienreport	nein	

	Strukturierte Leitlinien-Abstracts ------ (TST Fin 10)
Leitlinie	Principles of Analgesic Use in the Treatment of Acute Pain and Cancer Pain
Quelle	American Pain Society, 4. Auflage, 1999, 64 Seiten

2. Inhalt und Format der Leitlinie

Ziele der Leitlinie

Fragen zu	Antwort	Informationen / Kommentare
2.1. Gründe	ja	Aktualisierung der 3. Auflage "Principles of Analgesic Use in the Treatment of Acute Pain and Cancer Pain" unter Berücksichtigung neu zugelassener Medikamente und neuer wissenschaftlicher Literatur/Leitlinien.
2.2. Ziele	ja	- Empfehlungen - vorrangig für den stationären Bereich- zur Anwendung von Analgetika in der Behandlung von akuten Schmerzen und Tumorschmerz. - Vermittlung der neueren wissenschaftlichen Erkenntnisse zur Schmerztherapie an ein breiteres Publikum. - Nutzung der Leitlinie als Nachschlagewerk bei der Stationsarbeit und zu Ausbildungszwecken.

Kontext (Anwendbarkeit / Flexibilität)

Fragen zu	Antwort	Informationen / Kommentare
2.3. Patientengruppe	ja	Erwachsene und Kinder mit akuten Schmerzen und Tumorschmerz.
2.4. Ärztl. Zielgruppen	ja	Schwerpunkt: Stationäre Schmerzbehandlung. Ärzte, Pflegepersonal, Studenten.
2.5. Ausnahmen v. Empf.	ja	Ausführliche Diskussion der individuellen Anpassung der Therapie. Zu den einzelnen Therapiemaßnahmen sind die entsprechenden Kontraindikationen genannt.
2.6. Bedürfnisse der Pat.	ja	Berücksichtigung von psychologischen Aspekten der Schmerztherapie, insbesondere im Umgang mit Opioiden.

Klarheit, Eindeutigkeit

Fragen zu	Antwort	Informationen / Kommentare
2.7. Problembeschreibung	ja	Ausgewählte Themenbereiche stimmen mit vergleichbaren Leitlinien überein.
2.8.a) Präsentation logisch, konsistent	ja	Logische, konsistente, übersichtliche Darstellung.
2.8.b) Schlüsselempfehlung	ja	Schlüsselempfehlungen sind im Text hervorgehoben.
2.9. Handlungsalternativen	ja	Handlungsalternativen sind unter Berücksichtigung von Nebenwirkungen eindeutig beschrieben
2.10. Amb./stationär	ja	Der Schwerpunkt der Empfehlungen liegt primär im stationären Bereich, spezielle Indikationen (z. B. intraspinale Opioid-Applikation) sollten von erfahrenen Teams durchgeführt werden.
2.11. Notwendige Maßn.	ja	Konkrete Handlungsanweisungen für das Therapiekonzept.
2.12. Unzweckmäßige Maßnahmen	ja	Bestimmte Medikamente und Verfahrensweisen werden ausdrücklich als "nicht empfehlenswert" eingestuft.

Nutzen, Nebenwirkungen, Kosten, Ergebnisse

Fragen zu	Antwort	Informationen / Kommentare
2.13. Gesundh.-Nutzen	ja	Angaben zum Einfluss der empfohlenen Vorgehensweisen auf die Schmerzsymptomatik.
2.14. Therapiefolgen / Nebenwirkungen	ja	Ausführliche Darstellung von Nebenwirkungen und Komplikationen der einzelnen therapeutischen Maßnahmen.
2.15. Disk. v. Kostenfolgen	nein	
2.16. Nutzen-Kosten-Kalk.	unklar	

	Strukturierte Leitlinien-Abstracts ------ (TST Fin 10)
Leitlinie	Principles of Analgesic Use in the Treatment of Acute Pain and Cancer Pain
Quelle	American Pain Society, 4. Auflage, 1999, 64 Seiten

3. Anwendbarkeit der Leitlinie

Verbreitung und Implementierung

Fragen zu	Antwort	Informationen / Kommentare
3.1.a) Methode der Impl.	ja	Durch die übersichtliche Darstellung der wichtigsten Medikamente in Tabellen, einem Stichwortindex sowie einem Medikamentenindex im Anhang und die Nennung konkreter Beispiele (z. B. zur Umstellung und Umrechnung auf andere Applikationsformen) eignet sich das Büchlein gut als Nachschlagewerk für die Kitteltasche.
3.1.b) Verhaltensänderung	unklar	
3.1.c) Organis.Hindernisse	nein	
3.2. Regionale Anpassg.	nein	

Überprüfung der Anwendung der Leitlinie

Fragen zu	Antwort	Informationen / Kommentare
3.3. Evaluation	nein	
3.4. Indikatoren	ja	Schmerzmessung anhand verschiedener Schmerzskalen für Erwachsende und Kinder.

Zusammenfassende Beurteilung (Methodische Qualität)

1.	Qualität der LL-Entwicklung	7 von 17 Punkten der ÄZQ-Checkliste
2.	Qual. von Inhalt und Format	15 von 17 Punkten der ÄZQ-Checkliste
3.	Qual- Anwendung / Impl.	2 von 6 Punkten der ÄZQ-Checkliste
Σ	Qualität Gesamt	24 von 40 Punkten der ÄZQ-Checkliste

	Strukturierte Leitlinien-Abstracts ------ (TST Fin 05)
Leitlinie	**Practice Guidelines for Cancer Pain Management, Report by the American Society of Anesthesiologists Task Force on Pain Management, Cancer Pain Section**
Quelle	Anesthesiology 1996, 84:1243-57, 1996 American Society of Anesthesiologists, Inc. Lippincott-Raven Publishers http://www.asahq.org/practice/cancer/cancer.html

1. Fragen zur Qualität der Leitlinienentwicklung

Verantwortlichkeit für Leitlinienentwicklung

Fragen zu	Antwort	Informationen / Kommentare
1.1. Verantwortl. Institution	ja	American Society of Anesthesiologists (ASA) - Medical Speciality Society
1.2./1.3. Finan.- / Interessen-Konflikt	nein	

Autoren der Leitlinie

Fragen zu	Antwort	Informationen / Kommentare
1.4. Beteiligte	ja	Task Force Committee on Pain Management (Cancer Pain Section) mit 11 Experten, die namentlich genannt sind.
1.5. Beteilg. Betroffener	unklar	

Identifizierung und Interpretation der klinischen Belege

Fragen zu	Antwort	Informationen / Kommentare
1.6. Meth. Evidenz-Auswahl	ja	Evidenzrecherche in elektronischen Datenbanken (Recherchezeitraum 1966 - 1995), manuelle Suche (Recherchezeitraum 1948 - 1995).
1.7. Doku Suchstrategie	ja	Es wurden mehr als 3.000 Literaturstellen identifiziert. Suchstrategie und Evidenzauswahl wurden in Appendix 1 dokumentiert.
1.8. Meth. Evidenzstärke	ja	Interpretation und Bewertung der Evidenzstärke nach folgendem Schema: - *insufficient data:* nicht ausreichend publizierte Daten, um aus der Beziehung zwischen Intervention und Outcome eine Indikation abzuleiten. - *suggestive data:* Evidenz in Form von Case Reports oder Verlaufsstudien, nicht ausreichend für eine statistische Verknüpfung zwischen Intervention und Outcome. - *supportive data:* die Datenlage liefert eine signifikante Verknüpfung zwischen Intervention und Outcome (P<0,01).

Formulierung der Leitlinienempfehlungen

Fragen zu	Antwort-	Informationen / Kommentare
1.9. Auswahl d. Empfehlg.	ja	Systematic Review, Meta-Analysen
1.10. Konsensverfahren	ja	Konsensus-Verfahren
1.11. Berücks. inter. Kreise	ja	• Begutachtung durch 72 ernannte Fachexperten • Berücksichtigung von mündlichen und schriftlichen Kommentaren, die in einem offenen Forum abgegeben wurden.
1.12. Evidenzverknüpfung	unklar	

Gutachterverfahren und Pilotstudien

Fragen zu	Antwort	Informationen / Kommentare
1.13./1.14. Begutachtung	ja	Begutachtung durch 72 benannte Experten. Externes Peer-Review-Verfahren
1.15./1.16. Pilotversuch	ja	Es wurden Tests über die klinische Umsetzbarkeit der Leitlinie durchgeführt.
1.17. LL-Vergleich	ja	Vergleich mit der WHO-Leitlinie: Cancer pain relief and palliative care, 1990

Gültigkeitsdauer/Aktualisierung der Leitlinie

Fragen zu	Antwort	Informationen / Kommentare
1.18./1.19. Prüfg. / Zust.	unklar	

Transparenz der Leitlinienerstellung

Fragen zu	Antwort	Informationen / Kommentare
1.20. System. Fehler	nein	
1.21. Leitlinienreport	ja	Methodische und organisatorische Darlegung sind Bestandteil der Leitlinie.

Strukturierte Leitlinien-Abstracts ------ (TST Fin 05)	
Leitlinie	**Practice Guidelines for Cancer Pain Management, Report by the American Society of Anesthesiologists Task Force on Pain Management, Cancer Pain Section**
Quelle	Anaesthesiology 1996, 84:1243-57, 1996 American Society of Anaesthesiologists, Inc. Lippincott-Raven Publishers http://www.asahq.org/practice/cancer/cancer.html

2. Inhalt und Format der Leitlinie

Ziele der Leitlinie

Fragen zu	Antwort	Informationen / Kommentare
2.1. Gründe	ja	Unterstützung von Ärzten und Patienten in der Entscheidungsfindung bezüglich medizinischer Versorgungsmaßnahmen.
2.2. Ziele	ja	- Optimierung der Schmerztherapie - Verringerung von Nebeneffekten, unerwünschten Outcomes und Kosten - Verbesserung des körperlichen und psychologischen Wohlbefindens - Verbesserung der Lebensqualität

Kontext (Anwendbarkeit / Flexibilität)

Fragen zu	Antwort	Informationen / Kommentare
2.3. Patientengruppe	ja	Patienten mit Tumorerkrankungen aller Formen, Erwachsene und Kinder.
2.4. Ärztl. Zielgruppen	ja	Anästhesisten und Mitarbeiter, die unter direkter Aufsicht von Anästhesisten stehen, sowie Patienten.
2.5. Ausnahmen v. Empf.	ja	Diskussion der individuellen Anpassung der Therapie, für bestimmte Therapiemaßnahmen kann unter speziellen Voraussetzungen (Nebenwirkungen, Medikamentenkombinationen) keine Empfehlung abgegeben werden.
2.6. Bedürfnisse der Pat.	ja	• z. B. Priorisierung der parenteralen Therapie unter häuslichen Bedingungen • Betonung der psychosozialen Faktoren in der Behandlung des Tumorschmerzes.

Klarheit, Eindeutigkeit

Fragen zu	Antwort	Informationen / Kommentare
2.7. Problembeschreibung	unklar	
2.8.a) Präsentation logisch, konsistent	ja	Logische, konsistente, übersichtliche Darstellung
2.8.b) Schlüsselempfehlung	ja	Schlüsselempfehlungen sind im Text hervorgehoben
2.9. Handlungsalternativen	ja	Präzise Beschreibung der Handlungsalternativen und Entscheidungskriterien
2.10. Amb./stationär	unklar	
2.11. Notwendige Maßn.	ja	Konkrete Handlungsanleitungen für das Therapiekonzept.
2.12. Unzweckmäßige Maßnahmen	ja	Strenge Indikationsstellung für spezielle therapeutische Maßnahmen (z. B. Neurolyse, intraventrikuläre Opioidapplikation).

Nutzen, Nebenwirkungen, Kosten, Ergebnisse

Fragen zu	Antwort	Informationen / Kommentare
2.13. Gesundh.-Nutzen	ja	1. Verbesserung der Lebensqualität 2. Verbesserung der Schmerzsymptomatik 3. Verminderung von Nebenwirkungen und erwünschten Outcomes
2.14. Therapiefolgen / Ne-benwirkungen	ja	Ausführliche Darstellung der Nebenwirkungen
2.15. Disk. v. Kostenfolgen	nein	
2.16. Nutzen-Kosten-Kalk.	unklar	

	Strukturierte Leitlinien-Abstracts ------ (TST Fin 05)
Leitlinie	Practice Guidelines for Cancer Pain Management, Report by the American Society of Anesthesiologists Task Force on Pain Management, Cancer Pain Section
Quelle	Anaesthesiology 1996, 84:1243-57, 1996 American Society of Anaesthesiologists, Inc. Lippincott-Raven Publishers http://www.asahq.org/practice/cancer/cancer.html

3. Anwendbarkeit der Leitlinie

Verbreitung und Implementierung

Fragen zu	Antwort	Informationen / Kommentare
3.1.a) Methode der Impl.	nein	
3.1.b) Verhaltensänderung	ja	In der externen Beurteilung wurde erfragt, inwieweit die Leitlinie zu einer Verhaltensänderung der Ärzte beigetragen hat.
3.1.c) Organis.Hindernisse	unklar	
3.2. Regionale Anpassg.	nein	

Überprüfung der Anwendung der Leitlinie

Fragen zu	Antwort	Informationen / Kommentare
3.3. Evaluation	nein	
3.4. Indikatoren	ja	Schmerzevaluation mit Hilfe verschiedener altersangepasster Skalen zur Schmerzmessung.

Zusammenfassende Beurteilung (Methodische Qualität)

1.	Qualität der LL-Entwicklung	12 von 17 Punkten der ÄZQ-Checkliste
2.	Qual. von Inhalt und Format	13 von 17 Punkten der ÄZQ-Checkliste
3.	Qual- Anwendung / Impl.	2 von 6 Punkten der ÄZQ-Checkliste
Σ	Qualität Gesamt	27 von 40 Punkten der ÄZQ-Checkliste

	Strukturierte Leitlinien-Abstracts ------ (TST Fin 01)
Leitlinie	**Arzneiverordnung in der Praxis** **Empfehlungen zur Therapie von Tumorschmerzen, 2. Auflage**
Quelle	Arzneimittelkommission der Deutschen Ärzteschaft (2000), 23 Seiten http://www.akdae.de

1. Fragen zur Qualität der Leitlinienentwicklung

Verantwortlichkeit für Leitlinienentwicklung

Fragen zu	Antwort	Informationen / Kommentare
1.1. Verantwortl. Institution	ja	Arzneimittelkommission der Deutschen Ärzteschaft
1.2./1.3. Finan.- / Interessen-Konflikt	ja	Die Arzneimittelkommission der Deutschen Ärzteschaft wird finanziert von Bundesärztekammer und Kassenärztlicher Bundesvereinigung.

Autoren der Leitlinie

Fragen zu	Antwort	Informationen / Kommentare
1.4. Beteiligte	ja	Für die 1. Auflage hat die auf Veranlassung des Bundesministeriums für Gesundheit gegründete "Arbeitsgruppe des ärztlichen Sachverständigenbeirates für die Gesundheitsversorgung und Krankenversicherung" grundlegende Vorschläge erarbeitet und diese mit der "Arbeitsgemeinschaft der Wissenschaftlichen Medizinischen Fachgesellschaften" (AWMF) abgestimmt. Die Arzneimittelkommission der Deutschen Ärzteschaft hat diese grundlegenden Ausführungen zur Therapie des Tumorschmerzes modifiziert und ergänzt. Darüber hinaus erfolgte für die 2. Auflage eine Abstimmung mit der Deutschen Krebsgesellschaft und der Deutschen Gesellschaft zum Studium der Schmerzes.
1.5. Beteilg. Betroffener	unklar	

Identifizierung und Interpretation der klinischen Belege

Fragen zu	Antwort	Informationen / Kommentare
1.6. Meth. Evidenz-Auswahl	ja	123 Literaturstellen angegeben. (jüngste berücksichtigte Literatur 1999)
1.7. Doku Suchstrategie	ja	Ausführliche Darstellung im Leitlinien-Report zur Methodik
1.8. Meth. Evidenzstärke	ja	Interpretation und Bewertung der Evidenzstärke nach folgendem Schema: ⇑⇑ Aussage (z. B. zur Wirksamkeit) wird gestützt durch mehrere adäquate, valide klinische Studien (z. B. randomisierte klinische Studie) bzw. durch eine oder mehrere valide Meta-Analysen oder systematische Reviews. Positive Aussage gut belegt. ↑ Aussage wird gestützt durch zumindest eine adäquate, valide klinische Studie. Positive Aussage belegt. ⇓⇓ Negative Aussage wird gestützt durch eine oder mehrere adäquate valide klinische Studien, durch eine oder mehrere Meta-Analysen bzw. systematische Reviews. Negative Aussage gut belegt. ⇔ Es liegen keine sicheren Studienergebnisse vor, die eine günstige oder schädigende Wirkung belegen. Dies kann begründet sein durch das fehlen adäquater Studien, aber

		auch durch das Vorliegen mehrerer, aber widersprüchlicher Studienergebnisse.

Formulierung der Leitlinienempfehlungen

Fragen zu	Antwort-	**Informationen / Kommentare**
1.9. Auswahl d. Empfehlg.	ja	Systematische Reviews, Metaanalysen, randomisierte kontrollierte Studien
1.10. Konsensverfahren	ja	Ein vom federführenden Autor erstelltes Erstmanuskript wird innerhalb der Arbeitsgruppe konsentiert. Der Meinungsabgleich erfolgt persönlich, schriftlich und z. T. auch anonymisiert.
1.11. Berücks. inter. Kreise	ja	Das konsentierte Manuskript wird einem Panel vorwiegend allgemeinmedizinisch-hausärztlich arbeitender Kollegen zur Kritik insbesondere hinsichtlich der Praxistauglichkeit vorgelegt. Auf einem Therapiesymposium wird das vorläufige Papier öffentlich vorgestellt und diskutiert und nachfolgend den entsprechenden Fachgesellschaften zur Begutachtung vorgelegt.
1.12. Evidenzverknüpfung	ja	Die wichtigsten Empfehlungen sind in Verknüpfung mit der zugrunde liegenden Evidenz-Kategorie dargestellt.

Gutachterverfahren und Pilotstudien

Fragen zu	Antwort	Informationen / Kommentare
1.13./1.14. Begutachtung	ja	Die Leitlinie wurde vor der Veröffentlichung durch ein Ärzte-Panel, die entsprechenden Fachgesellschaften sowie in einer öffentlichen Veranstaltung begutachtet.
1.15./1.16. Pilotversuch	nein	
1.17. LL-Vergleich	ja	WHO Cancer Pain Relief (1986)

Gültigkeitsdauer/Aktualisierung der Leitlinie

Fragen zu	Antwort	Informationen / Kommentare
1.18./19 Prüfg./Zust.	ja	Eine zweijährige Aktualisierung ist geplant.

Transparenz der Leitlinienerstellung

Fragen zu	Antwort	Informationen / Kommentare
1.20. System. Fehler	ja	Die Möglichkeit des Auftretens systematischer Fehler wird für die Ebene der Informationsselektion und- bewertung diskutiert. Als Maßnahmen zur Minimierung werden der interpersonelle Abgleich bei der Bewertung und eine sorgfältige Recherche genannt.
1.21. Leitlinienreport	ja	Im Anhang zur Leitlinie existiert eine kurzgefasste Darstellung zur Methodik der Erstellung in Form eines Leitlinien-Reports.

Strukturierte Leitlinien-Abstracts ------ (TST Fin 01)	
Leitlinie	**Arzneiverordnung in der Praxis** **Empfehlungen zur Therapie von Tumorschmerzen, 2. Auflage**
Quelle	Arzneimittelkommission der Deutschen Ärzteschaft (2000), 23 Seiten http://www.akdae.de

2. Inhalt und Format der Leitlinie

Ziele der Leitlinie

Fragen zu	Antwort	Informationen / Kommentare
2.1. Gründe	ja	Behebung der Defizite in der schmerztherapeutischen Versorgung (quantitative Ausweitung des Versorgungsangebotes und Verbesserung der qualitativen Versorgung).
2.2. Ziele	ja	1. Verbesserung der Qualitätssicherung bei der Schmerztherapie durch konsequente Umsetzung von Leitlinien 2. Verbesserung der Interdisziplinarität bei der Schmerztherapie 3. Intensivierung der Kooperation zwischen ambulanten und stationären Bereich 4. Intensivierung der Weiter- und Fortbildung für Ärzte und Pflegepersonal 5. Abbau von Hemmnissen bei der Verordnung von Opioiden bei Tumorpatienten

Kontext (Anwendbarkeit / Flexibilität)

Fragen zu	Antwort	Informationen / Kommentare
2.3. Patientengruppe	ja	Tumorschmerzpatienten
2.4. Ärztl. Zielgruppen	ja	Die Empfehlungen/Leitlinien der Arzneimittelkommission der Deutschen Ärzteschaft wurden vorrangig für niedergelassene, hauptsächlich im allgemeinmedizinischen/hausärztlichen Bereich tätige Ärzte konzipiert, können aber auch dem Klinikarzt hilfreich sein.
2.5. Ausnahmen v. Empf.	ja	Z. B. Umstellung der oralen Medikation bei therapieresistenten Nebenwirkungen oder nicht ausreichender Wirksamkeit. Das von der WHO empfohlene Dextropropoxyphen sollte nicht angewendet werden. Spezielle Verfahren (Regionalanästhesie, neurolytische Blockaden, spinale oder subkutane Opioid-Infusionen, transdermales Fentanyl) sollten nur durch einen Arzt mit entsprechender Erfahrung durchgeführt werden.
2.6. Bedürfnisse der Pat.	ja	Hinweis auf die Bedeutung der Aufklärung und Motivation des Patienten und seiner Angehörigen, die häufig Vorurteile gegenüber einer Schmerztherapie haben.

Klarheit, Eindeutigkeit

Fragen zu	Antwort	Informationen / Kommentare
2.7. Problembeschreibung	ja	Die Leitlinie beschreibt das Versorgungsproblem bei Patienten mit Tumorschmerzen eindeutig und in allgemein verständlicher Sprache.
2.8.a) Präsentation logisch, konsistent	ja	Logische, konsistente, übersichtliche Darstellung
2.8.b) Schlüsselempfehlung	ja	Schlüsselempfehlungen sind im Text einfach zu identifizieren.
2.9. Handlungsalternativen	ja	Indikationen, Kontraindikationen und Handlungsalternativen sind präzise beschrieben. Der Schwerpunkt der Empfehlung liegt im Bereich der Pharmakotherapie.

2.10. Amb./stationär	nein	
2.11. Notwendige Maßn.	ja	Es werden konkrete Handlungsanleitungen für das Therapiekonzept gegeben.
2.12. Unzweckmäßige Maß-nahmen	ja	Strenge Indikationsstellung für spezielle analgetische Verfahren. Unzweckmäßig sind z. B. intramuskuläre Injektionen zur Schmerz-therapie bei Tumorpatienten.

Nutzen, Nebenwirkungen, Kosten, Ergebnisse

Fragen zu	Antwort	Informationen / Kommentare
2.13. Gesundh.-Nutzen	ja	Schmerzausschaltung oder Schmerzreduktion auf ein für den Pati-enten erträgliches Maß.
2.14. Therapiefolgen / Ne-benwirkungen	ja	Unerwünschte therapeutische Wirkungen und Interaktionen sind genannt.
2.15. Disk. v. Kostenfolgen	ja	siehe Kap. 9. Pharmakoökonomische Aspekte
2.16. Nutzen-Kosten-Kalk.	nein	

Strukturierte Leitlinien-Abstracts ------ (TST Fin 01)	
Leitlinie	**Arzneiverordnung in der Praxis** **Empfehlungen zur Therapie von Tumorschmerzen, 2. Auflage**
Quelle	Arzneimittelkommission der Deutschen Ärzteschaft (2000), 23 Seiten

3. Anwendbarkeit der Leitlinie

Verbreitung und Implementierung

Fragen zu	Antwort	Informationen / Kommentare
3.1.a) Methode der Impl.	ja	Es existieren zusätzlich zur ausführlichen Leitlinie eine Kurzversion für Kliniker und eine Patienteninformationsbroschüre zum Thema Tumorschmerzbehandlung. Zusätzlich enthält die Leitlinie Arzneimittellisten und Instrumente zu Messung der Schmerzintensität sowie der Leistungsfähigkeit.
3.1.b) Verhaltensänderung	ja	Ziel der Leitlinie ist es eine Verhaltensänderung von Ärzten gegenüber der Schmerztherapie herbeizuführen.
3.1.c) Organis.Hindernisse	unklar	
3.2. Regionale Anpassg.	nein	

Überprüfung der Anwendung der Leitlinie

Fragen zu	Antwort	Informationen / Kommentare
3.3. Evaluation	nein	
3.4. Indikatoren	ja	Beispiele zur Erfassung von Schmerzintensität und Leistungsfähigkeit: Visuelle Analogskala, numerische Analogskala, VRS Ratingskala, Karnofsky-Index zur Bestimmung der Leistungsfähigkeit.

Zusammenfassende Beurteilung (Methodische Qualität)

1.	Qualität der LL-Entwicklung	15 von 17 Punkten der ÄZQ-Checkliste
2.	Qual. von Inhalt und Format	15 von 17 Punkten
3.	Qual- Anwendung / Impl.	3 von 6 Punkten
Σ	Qualität Gesamt	33 von 40 Punkten

	Strukturierte Leitlinien-Abstracts ------ (TST Fin 13)
Leitlinie	**PAIN CONTROL IN CANCER PATIENTS, BC Cancer Agency**
Quelle	Cancer Management Manual, 1998, 24 Seiten, http://www.bccancer.bc.ca/cmm/pain-control/

1. Fragen zur Qualität der Leitlinienentwicklung

Verantwortlichkeit für Leitlinienentwicklung

Fragen zu	Antwort	Informationen / Kommentare
1.1. Verantwortl. Institution	ja	BC Cancer Agency, 600 West 10th Avenue, Vancouver, BC Canada, V5Z 4E6
1.2./1.3. Finan.- / Interessen-Konflikt	ja	Gesundheitsministerium British Columbia

Autoren der Leitlinie

Fragen zu	Antwort	Informationen / Kommentare
1.4. Beteiligte	nein	
1.5. Beteilg. Betroffener	ja	Interdisziplinäre Arbeitsgruppe, die sich aus Strahlentherapeuten, internistischen und pädiatrischen Onkologen, Hämatologen, Chirurgen, Gynäkologen, Internisten, Radiologen und Pathologen der BC Cancer Agency und der Universität von British Columbia zusammensetzt

Identifizierung und Interpretation der klinischen Belege

Fragen zu	Antwort	Informationen / Kommentare
1.6. Meth. Evidenz-Auswahl	nein	
1.7. Doku Suchstrategie	unklar	
1.8. Meth. Evidenzstärke	nein	

Formulierung der Leitlinienempfehlungen

Fragen zu	Antwort-	Informationen / Kommentare
1.9. Auswahl d. Empfehlg.	ja	Die Leitlinienempfehlungen basieren auf gesammelten Erfahrungen der BC Cancer Agency und anderen großen internationalen Tumorzentren.
1.10. Konsensverfahren	nein	
1.11. Berücks. inter. Kreise	nein	
1.12. Evidenzverknüpfung	nein	

Gutachterverfahren und Pilotstudien

Fragen zu	Antwort	Informationen / Kommentare
1.13./1.14. Begutachtung	unklar	
1.15./1.16. Pilotversuch	unklar	
1.17. LL-Vergleich	ja	Vergleich mit der AHCPR- Leitlinie 1994

Gültigkeitsdauer/Aktualisierung der Leitlinie

Fragen zu	Antwort	Informationen / Kommentare
1.18./1.19. Prüfg. / Zust.	ja	Die Leitlinien der BC Cancer Agency werden laufend überprüft und aktualisiert. Letzte Revision November 1998.

Transparenz der Leitlinienerstellung

Fragen zu	Antwort	Informationen / Kommentare
1.20. System. Fehler	nein	
1.21. Leitlinienreport	nein	

Strukturierte Leitlinien-Abstracts ------ (TST Fin 13)	
Leitlinie	**PAIN CONTROL IN CANCER PATIENTS, BC Cancer Agency**
Quelle	In Cancer Management Manual, 1998, 24 Seiten, http://www.bccancer.bc.ca/cmm/pain-control/

2. Inhalt und Format der Leitlinie

Ziele der Leitlinie

Fragen zu	Antwort	Informationen / Kommentare
2.1. Gründe	ja	Die Entwicklung dieser Leitlinie ist Teil der originären Aufgabe der BC Cancer Agency. Sie ist verantwortlich für die Koordinierung eines landesweiten Programms zur Tumorbehandlung für die Einwohner von British Columbia.
2.2. Ziele	ja	Verbesserung der Schmerzsymptomatik bei gleichzeitiger Reduzierung der Nebeneffekte

Kontext (Anwendbarkeit / Flexibilität)

Fragen zu	Antwort	Informationen / Kommentare
2.3. Patientengruppe	nein	
2.4. Ärztl. Zielgruppen	nein	
2.5. Ausnahmen v. Empf.	ja	Kontraindikationen für bestimmte Verfahren
2.6. Bedürfnisse der Pat.	ja	• Berücksichtigung von Vorteilen bestimmter Methoden für den Patienten (z. B. größere Mobilität, stationärer Aufenthalt nicht erforderlich). • Ausführliche Diskussion der individuellen Anpassung der Therapie.

Klarheit, Eindeutigkeit

Fragen zu	Antwort	Informationen / Kommentare
2.7. Problembeschreibung	ja	Die Leitlinie beschreibt das Versorgungsproblem bei Patienten mit Tumorschmerzen eindeutig und in allgemein verständlicher Sprache.
2.8.a) Präsentation logisch, konsistent	ja	Logische, konsistente, übersichtliche Darstellung
2.8.b) Schlüsselempfehlung	ja	Die wesentlichen Schlüsselempfehlungen zur Therapie von Tumorschmerzen sind in Kapitel 4 zusammengefasst. Weitere Schlüsselempfehlungen sind im Text hervorgehoben.
2.9. Handlungsalternativen	ja	Indikationen, Kontraindikationen und Handlungsalternativen sind präzise beschrieben.
2.10. Amb./stationär	unklar	
2.11. Notwendige Maßn.	ja	Es werden konkrete Handlungsanleitungen für das Therapiekonzept gegeben.
2.12. Unzweckmäßige Maßnahmen	ja	Bestimmte Therapieverfahren werden ausdrücklich als "nicht empfehlenswert" bezeichnet.

Nutzen, Nebenwirkungen, Kosten, Ergebnisse

Fragen zu	Antwort	Informationen / Kommentare
2.13. Gesundh.-Nutzen	ja	• Verbesserung der Schmerzsymptomatik • Zunahme an Lebensqualität
2.14. Therapiefolgen / Nebenwirkungen	ja	Nebenwirkungen und Komplikationen werden explizit genannt.
2.15. Disk. v. Kostenfolgen	unklar	
2.16. Nutzen-Kosten-Kalk.	unklar	

	Strukturierte Leitlinien-Abstracts ------ (TST Fin 13)
Leitlinie	PAIN CONTROL IN CANCER PATIENTS, BC Cancer Agency
Quelle	Cancer Management Manual, 1998, 24 Seiten, http://www.bccancer.bc.ca/cmm/pain-control/

3. Anwendbarkeit der Leitlinie

Verbreitung und Implementierung

Fragen zu	Antwort	Informationen / Kommentare
3.1.a) Methode der Impl.	nein	
3.1.b) Verhaltensänderung	unklar	
3.1.c) Organis.Hindernisse	ja	• Die Verschreibung von Methadon ist nur mit einer staatlichen Erlaubnis gestattet. • Diamorphin ist in Kanada nur in parenteraler Form verfügbar. Krankenhausapotheken sind häufig nicht bereit das Medikament abzugeben. • Morphinlösungen werden in manchen Krankenhausapotheken unter dem Namen "Brompton`s Cocktail" geführt.
3.2. Regionale Anpassg.	nein	

Überprüfung der Anwendung der Leitlinie

Fragen zu	Antwort	Informationen / Kommentare
3.3. Evaluation	nein	
3.4. Indikatoren	nein	

Zusammenfassende Beurteilung (Methodische Qualität)

1.	Qualität der LL-Entwicklung	6 von 17 Punkten der ÄZQ-Checkliste
2.	Qual. von Inhalt und Format	12 von 17 Punkten der ÄZQ-Checkliste
3.	Qual- Anwendung / Impl.	1 von 6 Punkten der ÄZQ-Checkliste
Σ	Qualität Gesamt	19 von 40 Punkten der ÄZQ-Checkliste

Strukturierte Leitlinien-Abstracts	------ **(TST Fin 07)**
Leitlinie	**Use of Strontium 89 in Patients with Endocrine-Refractory Carcinoma of the Prostate Metastatic to Bone**
Quelle	Cancer Prevention & Control, 1998; 2 (2): 79-87 http://hiru.mcmaster.ca/ccopgi/guidelines/gen/cpg3_6f.html

1. Fragen zur Qualität der Leitlinienentwicklung

Verantwortlichkeit für Leitlinienentwicklung

Fragen zu	Antwort	Informationen / Kommentare
1.1. Verantwortl. Institution	ja	Cancer Care Ontario Practice Guidelines Initiative (CCOPGI) – State/Local Government Agency
1.2./1.3. Finan.- / Interessen-Konflikt	ja	Die Entwicklung der Leitlinie wurde unterstützt von Cancer Care Ontario und dem Ontario Ministry of Health.

Autoren der Leitlinie

Fragen zu	Antwort	Informationen / Kommentare
1.4. Beteiligte	ja	Die „Genitourinary Cancer Disease Site Group" besteht aus 14 namentlich genannten Experten.
1.5. Beteilg. Betroffener	ja	Die o.g. Gruppe besteht aus Onkologen, Urologen, einem Pathologen und einem Repräsentanten des Staates.

Identifizierung und Interpretation der klinischen Belege

Fragen zu	Antwort	Informationen / Kommentare
1.6. Meth. Evidenz-Auswahl	ja	Evidenz-Recherche aus elektronischen Datenbanken, manuelle Recherche in primären und sekundären Quellen, Suche nach unveröffentlichten Daten. Literaturrecherche: 1985 bis April 1997. Auswahl der Evidenz im Expertenkonsens.
1.7. Doku Suchstrategie	ja	Recherche in MEDLINE und CANCERLIT von 1985- April 1997; Suchbegriffe „prostatic neoplasms", „strontium89", „metastron", and „sr89". Review ausgewählter Datenbanken, um Literatur zu finden, die nicht in elektronischen Datenbanken verfügbar ist. Recherche nach Studien zum Prostata Carcinom (Stadium D) in der PDQ-Datenbank. Es sind 13 Literaturstellen angegeben.
1.8. Meth. Evidenzstärke	ja	Systematische Review mit Evidenztabellen.

Formulierung der Leitlinienempfehlungen

Fragen zu	Antwort-	Informationen / Kommentare
1.9. Auswahl d. Empfehlg.	ja	Expertenkonsens
1.10. Konsensverfahren	ja	Peer Review (intern und extern)
1.11. Berücks. inter. Kreise	nein	
1.12. Evidenzverknüpfung	ja	Die den wichtigsten Empfehlungen zugrunde liegenden Studien und deren Ergebnisse werden dokumentiert.

Gutachterverfahren und Pilotstudien

Fragen zu	Antwort	Informationen / Kommentare
1.13./1.14. Begutachtung	ja	Peer Review der einzelnen Empfehlungen des Leitlinienentwurfs durch externe Gutachter. Die Änderungsvorschläge führten schließlich zu einer Ergänzung in Teil 1 „Question/Problem: Primäre Inten-

		tion dieser Leitlinie ist es, die Wirkung von Strontium 89 unter spezifischen klinischen Umständen darzustellen. Die Leitlinie liefert keinen allgemeinen Überblick zu alternativen Therapiemöglichkeiten der Behandlung von Männern mit endokrin-refraktärem Prostata-Ca.
1.15./1.16. Pilotversuch	unklar	
1.17. LL-Vergleich	nein	

Gültigkeitsdauer/Aktualisierung der Leitlinie

Fragen zu	Antwort	Informationen / Kommentare
1.18./1.19. Prüfg. / Zust.	ja	Die Leitlinie wurde im Sommer 1999 überarbeitet. Aktuellste Literatur: Medline, Cancer Lit, Health Star bis August 1999, Cochrane-Library bis 1999

Transparenz der Leitlinienerstellung

Fragen zu	Antwort	Informationen / Kommentare
1.20. System. Fehler	nein	
1.21. Leitlinienreport	ja	Es existiert ein kurzgefasster Leitlinienabstrakt in 2 Teilen, der über die Fragestellung, zugrundeliegende Evidenz, Schlüsselempfehlungen und Nebenwirkungen Auskunft gibt.

Strukturierte Leitlinien-Abstracts ------ (TST Fin 07)	
Leitlinie	**Use of Strontium 89 in Patients with Endocrine-Refractory Carcinoma of the Prostate Metastatic to Bone**
Quelle	Cancer Prevention & Control, 1998; 2 (2): 79-87 http://hiru.mcmaster.ca/ccopgi/guidelines/gen/cpg3_6f.html

2. Inhalt und Format der Leitlinie

Ziele der Leitlinie

Fragen zu	Antwort	Informationen / Kommentare
2.1. Gründe	ja	Information über die therapeutische Wirksamkeit von Strontium 89 bei Patienten mit schmerzhaften, endokrin-refraktären Knochenmetastasen
2.2. Ziele	ja	• Festlegung der Indikation für den klinischen Einsatz von Strontium 89 • Information über wissenschaftliche Studien, die dem Patienten als Grundlage zur Diskussion über die verschiedenen Behandlungsmöglichkeiten mit seinem behandelnden Arzt dienen können

Kontext (Anwendbarkeit / Flexibilität)

Fragen zu	Antwort	Informationen / Kommentare
2.3. Patientengruppe	ja	Männer mit endokrin-refraktärem Prostatakarzinom und Knochenmetastasen: • Patienten mit multiplen schmerzhaften Knochenmetastasen • Patienten mit isolierten schmerzhaften Metastasen unter Bestrahlung.
2.4. Ärztl. Zielgruppen	ja	Ärzte, Patienten
2.5. Ausnahmen v. Empf.	unklar	In der Leitlinie wird ausdrücklich darauf hingewiesen, dass die Therapie mit Strontium 89 im Zusammenhang mit alternativen Therapiestrategien für Patienten mit schmerzhaften Knochenmetastasen einzuordnen ist. Zur Behandlung gehört immer auch eine stufenweise angepasste analgetische Therapie, Radiotherapie und andere unterstützende Palliativmaßnahmen.
2.6. Bedürfnisse der Pat.	unklar	

Klarheit, Eindeutigkeit

Fragen zu	Antwort	Informationen / Kommentare
2.7. Problembeschreibung	ja	Eindeutige, präzise Beschreibung des Versorgungsproblems
2.8.a) Präsentation logisch, konsistent	ja	Logische, konsistente, übersichtliche Darstellung
2.8.b) Schlüsselempfehlung	ja	Für die beiden o.g. Indikationsbereiche werden Schlüsselempfehlungen zur Behandlung mit Strontium 89 angegeben.
2.9. Handlungsalternativen	ja	Indikationen und Handlungsalternativen sind konkret genannt.
2.10. Amb./stationär	nein	
2.11. Notwendige Maßn.	ja	In der Leitlinie wird betont, dass die Therapie mit Strontium 89 eine Reservetherapiemöglichkeit darstellt.
2.12. Unzweckmäßige Maßnahmen	unklar	

Nutzen, Nebenwirkungen, Kosten, Ergebnisse

Fragen zu	Antwort	Informationen / Kommentare
2.13. Gesundh.-Nutzen	ja	
2.14. Therapiefolgen / Nebenwirkungen	ja	Der Gebrauch von Strontium 89 kann zu einer Knochenmarkssuppression führen, wobei klinisch signifikante Folgen unüblich sind. Die Anwendung von Strontium 89 könnte die Weiterführung einer systematischen Chemotherapie verhindern und/oder zum Ausschluss von klinischen Studien zur systematischen Therapie führen.
2.15. Disk. v. Kostenfolgen	nein	
2.16. Nutzen-Kosten-Kalk.	unklar	

Strukturierte Leitlinien-Abstracts	------ **(TST Fin 07)**
Leitlinie	**Use of Strontium 89 in Patients with Endocrine-Refractory Carcinoma of the Prostate Metastatic to Bone**
Quelle	Cancer Prevention & Control, 1998; 2 (2): 79-87 http://hiru.mcmaster.ca/ccopgi/guidelines/gen/cpg3_6f.html

3. Anwendbarkeit der Leitlinie

Verbreitung und Implementierung

Fragen zu	Antwort	Informationen / Kommentare
3.1.a) Methode der Impl.	ja	Zu dieser Leitlinie existiert eine Patientenversion.
3.1.b) Verhaltensänderung	unklar	
3.1.c) Organis. Hindernisse	unklar	
3.2. Regionale Anpassg.	nein	

Überprüfung der Anwendung der Leitlinie

Fragen zu	Antwort	Informationen / Kommentare
3.3. Evaluation	nein	
3.4. Indikatoren	ja	Indikatoren für eine effektive Palliativtherapie sind z. B. verändertes Anforderungsverhalten von Schmerzmedikamenten, funktionaler Status, Lebensqualität

Zusammenfassende Beurteilung (Methodische Qualität)

1.	Qualität der LL-Entwicklung	13 von 17 Punkten der ÄZQ-Checkliste
2.	Qual. von Inhalt und Format	11 von 17 Punkten der ÄZQ-Checkliste
3.	Qual- Anwendung / Impl.	2 von 6 Punkten der ÄZQ-Checkliste
Σ	Qualität Gesamt	26 von 40 Punkten der ÄZQ-Checkliste

	Strukturierte Leitlinien-Abstracts ------ (TST Fin 11)
Leitlinie	Schmerztherapie bei Tumorpatienten: ein Leitfaden. Eine gemeinsame Empfehlung der Tumorzentren, der Kassenärztlichen Vereinigungen und der Landesärztekammer Baden-Württemberg
Quelle	Stuttgart: Ministerium für Arbeit, Gesundheit und Sozialordnung, 3. Aufl., 1994, 74 S.

1. Fragen zur Qualität der Leitlinienentwicklung

Verantwortlichkeit für Leitlinienentwicklung

Fragen zu	Antwort	Informationen / Kommentare
1.1. Verantwortl. Institution	ja	Herausgeber ist das Ministerium für Arbeit, Gesundheit und Sozialordnung Baden-Württemberg. Der Leitfaden wurde verfasst von Vertretern der Baden-Württembergischen Tumorzentren, onkologischen Schwerpunkten, den Kassenärztlichen Vereinigungen und der Landesärztekammer Baden-Württemberg.
1.2./1.3. Finan.- / Interessen-Konflikt	ja	Finanzierung über den Haushalt der Landesregierung Baden-Württemberg.

Autoren der Leitlinie

Fragen zu	Antwort	Informationen / Kommentare
1.4. Beteiligte	ja	• Verfasser der Leitlinie ist die Arbeitsgruppe Schmerztherapie, die aus 17 Mitgliedern besteht. Sie setzt sich zusammen aus Ärzten verschiedener Tumorzentren, Mitarbeitern und Ärzten verschiedener KV'en, des Sozialministeriums Baden-Württemberg und der LÄK Baden-Württemberg. • Mitarbeiter der Geschäftsstelle des „Aktionsprogramms Krebsbekämpfung" der Landesregierung.
1.5. Beteilg. Betroffener	unklar	

Identifizierung und Interpretation der klinischen Belege

Fragen zu	Antwort	Informationen / Kommentare
1.6. Meth. Evidenz-Auswahl	ja	Empfehlungen aufgrund der an den Tumorzentren gesammelten Erfahrungen und wissenschaftlichen Erkenntnisse, z. B. die Ergebnisse des im Rahmen des „Aktionsprogramms Krebsbekämpfung" geförderten Projektes „Interdisziplinäre Therapie von krebskranken Patienten mit Tumorschmerzen".
1.7. Doku Suchstrategie	nein	
1.8. Meth. Evidenzstärke	nein	

Formulierung der Leitlinienempfehlungen

Fragen zu	Antwort-	Informationen / Kommentare
1.9. Auswahl d. Empfehlg.	nein	
1.10. Konsensverfahren	nein	
1.11. Berücks. inter. Kreise	nein	
1.12. Evidenzverknüpfung	nein	

Gutachterverfahren und Pilotstudien

Fragen zu	Antwort	Informationen / Kommentare
1.13./1.14. Begutachtung	unklar	
1.15./1.16. Pilotversuch	unklar	
1.17. LL-Vergleich	nein	

Gültigkeitsdauer/Aktualisierung der Leitlinie

Fragen zu	Antwort	Informationen / Kommentare
1.18./1.19. Prüfg. / Zust.	nein	

Transparenz der Leitlinienerstellung

Fragen zu	Antwort	Informationen / Kommentare
1.20. System. Fehler	nein	
1.21. Leitlinienreport	nein	

	Strukturierte Leitlinien-Abstracts ------ (TST Fin 11)
Leitlinie	Schmerztherapie bei Tumorpatienten: ein Leitfaden. Eine gemeinsame Empfehlung der Tumorzentren, der Kassenärztlichen Vereinigungen und der Landesärztekammer Baden-Württemberg
Quelle	Stuttgart: Ministerium für Arbeit, Gesundheit und Sozialordnung, 3. Aufl., 1994, 74 S.

2. Inhalt und Format der Leitlinie

Ziele der Leitlinie

Fragen zu	Antwort	Informationen / Kommentare
2.1. Gründe	ja	• Diese Informationsschrift wird von der Landesregierung in Baden-Württemberg im Rahmen ihrer verfassungsmäßigen Verpflichtung zur Unterrichtung der Öffentlichkeit herausgegeben. • Unterstützung der schmerztherapeutisch tätigen Ärzte im ambulanten Bereich • Verbreitung der Erkenntnis, dass die Angst vor unbehandelbaren Schmerzen bei Tumorerkrankungen in den meisten Fällen unbegründet ist
2.2. Ziele	ja	• Verbesserung der Lebensqualität in der onkologischen Behandlung von Tumorpatienten • Vermittlung der in Kliniken gewonnenen Erfahrungen und Erkenntnisse der modernen Schmerztherapie an niedergelassene Ärzte, um dadurch eine individuell angepasste, frühzeitige und effektive Schmerztherapie zu ermöglichen • Stärkung der Schmerztherapie im ambulanten Bereich

Kontext (Anwendbarkeit / Flexibilität)

Fragen zu	Antwort	Informationen / Kommentare
2.3. Patientengruppe	unklar	
2.4. Ärztl. Zielgruppen	ja	Schmerztherapeutisch tätige Ärzte aus dem niedergelassenen Bereich.
2.5. Ausnahmen v. Empf.	ja	• Hinweis auf Dosisanpassungen von Medikamenten bei eingeschränkter Organfunktion • Hinweise auf Kontraindikationen verschiedener empfohlener Medikamente • Individuelle Anpassung der Therapie, unter Umständen mit Umgehung des Stufenschemas • Hinweis, dass sich bei fortschreitendem Verlauf der Tumorerkrankung die Prioritäten hinsichtlich der Schmerztherapie ändern können
2.6. Bedürfnisse der Pat.	ja	Therapeutische Maßnahmen müssen für jeden einzelnen Patienten abgewogen werden, um eine unnötige therapiebedingte Belastung zu vermeiden.

Klarheit, Eindeutigkeit

Fragen zu	Antwort	Informationen / Kommentare
2.7. Problembeschreibung	ja	Ausgewählte Themenbereiche stimmen mit vergleichbaren Leitli-

		nien überein.
2.8.a) Präsentation logisch, konsistent	ja	Logische, konsistente, übersichtliche Darstellung.
2.8.b) Schlüsselempfehlung	ja	Schlüsselempfehlungen sind im Text hervorgehoben.
2.9. Handlungsalternativen	ja	Die wesentlichen Handlungsalternativen und die Entscheidungskriterien für ihre Auswahl sind präzise beschrieben.
2.10. Amb./stationär	ja	Hinweis: invasive Methoden sollten Einrichtungen vorbehalten sein, die sich auf Schmerztherapie spezialisiert haben und Erfahrungen im Umgang mit diesen Methoden besitzen (chemische Neurolysen, epidurale Applikation von Lokalanästhetika, intraventrikuläre Opiatapplikation, einseitige perkutane Chordotomie, Dorsal Root Entry Zone Lesion, rückenmarksnahe Opiatapplikation (perkutan gelegte Katheter, vollimplantierbare Portsysteme, Implantation von Pumpen, subkutane Opiatapplikation über Pumpen).
2.11. Notwendige Maßn.	ja	Differenzierte Schmerztherapie nach Stufenschema.
2.12. Unzweckmäßige Maßnahmen	ja	<ul><li>Hohe Dosierungen von Neuroleptika zur Einsparung von Opiaten</li><li>Kombination verschieden wirkender Opiate (Agonist + Agonist/Antagonist)</li><li>Dosisreduzierung durch ein plötzliches Absetzen der Medikation</li><li>Implantierung von Pumpensystemen bei Pat. mit einer Lebenserwartung < 6 Monate</li><li>Obsolet: Acetylsalicylsäure als Standardpräparat in der Tumorschmerztherapie, beidseitige Chordotomie</li><li>Eingeschränkte Indikation für chemische Neurolysen, epidurale Lokalanästhetikaapplikation, intraventrikuläre Opiatapplikation, perkutane Chordotomie und Dorsal Root Entry Zone Lesion</li></ul>

Nutzen, Nebenwirkungen, Kosten, Ergebnisse

Fragen zu	Antwort	Informationen / Kommentare
2.13. Gesundh.-Nutzen	ja	Verbesserung der Lebensqualität durch wirksame Schmerzbekämpfung
2.14. Therapiefolgen / Nebenwirkungen	ja	Angaben zu Nebenwirkungen und Komplikationen
2.15. Disk. v. Kostenfolgen	unklar	
2.16. Nutzen-Kosten-Kalk.	ja	Hinweis: Pumpenimplantation ist wegen des größeren operativen Aufwandes und der höheren Kosten lediglich bei Pat. mit einer Lebenserwartung von mehr als etwa 6 Monaten sinnvoll.

	Strukturierte Leitlinien-Abstracts ------ (TST Fin 11)
Leitlinie	Schmerztherapie bei Tumorpatienten: ein Leitfaden. Eine gemeinsame Empfehlung der Tumorzentren, der Kassenärztlichen Vereinigungen und der Landesärztekammer Baden-Württemberg
Quelle	Stuttgart: Ministerium für Arbeit, Gesundheit und Sozialordnung, 3. Aufl., 1994, 74 S.

3. Anwendbarkeit der Leitlinie

Verbreitung und Implementierung

Fragen zu	Antwort	Informationen / Kommentare
3.1.a) Methode der Impl.	ja	Checkliste zur Ausfertigung eines BTM-Rezeptes, verschiedene Musterrezepte zur BTM-Verordnung, Liste von Ansprechpartnern bei Fragen zur Schmerztherapie von Tumorpatienten, Kopiervorlagen (Körperschema zum Eintragen der Schmerzlokalisation, Schmerzkalender, Medikamentenplan, Patienteninformation zur Schmerzbehandlung, Muster BTM-Rezept).
3.1.b) Verhaltensänderung	ja	Der Abdruck von Betäubungsmittel-Musterrezepten erleichtert die Verschreibung von Opiaten.
3.1.c) Organis.Hindernisse	ja	Bei bestimmten therapeutischen Maßnahmen ist die Überweisung an spezielle Zentren erforderlich.
3.2. Regionale Anpassg.	ja	Verweis auf regionale Tumorzentren

Überprüfung der Anwendung der Leitlinie

Fragen zu	Antwort	Informationen / Kommentare
3.3. Evaluation	nein	
3.4. Indikatoren	ja	Durchführung einer Schmerzanalyse zur Bestimmung der Schmerzausprägung Protokollierung von Schmerzstärke und Dauer auf einem Schmerzkalender (Kopiervorlage).

Zusammenfassende Beurteilung (Methodische Qualität)

1.	Qualität der LL-Entwicklung	4 von 17 Punkten der ÄZQ-Checkliste
2.	Qual. von Inhalt und Format	15 von 17 Punkten der ÄZQ-Checkliste
3.	Qual- Anwendung / Impl.	5 von 6 Punkten der ÄZQ-Checkliste
Σ	Qualität Gesamt	24 von 40 Punkten der ÄZQ-Checkliste

	Strukturierte Leitlinien-Abstracts ------ (TST Fin 06)
Leitlinie	**Society Of Nuclear Medicine Procedure Guideline for Bone Pain Treatment**
Quelle	http://www.snm.org/pdf/ther2.pdf

1. Fragen zur Qualität der Leitlinienentwicklung

Verantwortlichkeit für Leitlinienentwicklung

Fragen zu	Antwort	Informationen / Kommentare
1.1. Verantwortl. Institution	ja	Society of Nuclear Medicine, INC. (SNM) - Medical Speciality Society
1.2./1.3. Finan.- / Interessen-Konflikt	nein	

Autoren der Leitlinie

Fragen zu	Antwort	Informationen / Kommentare
1.4. Beteiligte	ja	Guideline Task Force Committee mit 6 namentlich aufgeführten Experten (Akademiker und Nicht-Akademiker).
1.5. Beteilg. Betroffener	ja	Es wurden Beiträge von über 100 Nuklearmedizinern eingearbeitet.

Identifizierung und Interpretation der klinischen Belege

Fragen zu	Antwort	Informationen / Kommentare
1.6. Meth. Evidenz-Auswahl	ja	Evidenzrecherche aus elektronischen Datenbanken, ergänzt durch manuelle Suche in primären und sekundären Quellen. Zusätzlich wurden andere veröffentlichte Leitlinien, Empfehlungen von Experten und Nuklearmedizinern bei der Auswahl der Evidenz berücksichtigt. 13 Literaturstellen (jüngste berücksichtigte Literatur 1997) angegeben.
1.7. Doku Suchstrategie	nein	
1.8. Meth. Evidenzstärke	nein	

Formulierung der Leitlinienempfehlungen

Fragen zu	Antwort-	Informationen / Kommentare
1.9. Auswahl d. Empfehlg.	ja	Peer Review Verfahren
1.10. Konsensverfahren	ja	Der Leitlinienentwurf wurde an das Guideline Development Subcommittee (methodische Bewertung) und an das Task Force Committee (fachliche Begutachtung) weitergegeben.
1.11. Berücks. inter. Kreise	ja	Nach Fertigstellung des LL-Entwurfs durch das Guideline Development Subcommittee und das Task Force Committee wurde die Leitlinie von der SNM Sample Review Group (ca. 100 Nuklearmediziner verschiedener Schwerpunkte) begutachtet.
1.12. Evidenzverknüpfung	nein	

Gutachterverfahren und Pilotstudien

Fragen zu	Antwort	Informationen / Kommentare
1.13./1.14. Begutachtung	ja	Bewertung durch die SNM Sample Review Group
1.15./1.16. Pilotversuch	unklar	
1.17. LL-Vergleich	ja	Relevante Leitlinien anderer Organisationen wurden überprüft und in die Evidenzrecherche mit einbezogen.

Gültigkeitsdauer/Aktualisierung der Leitlinie

Fragen zu	Antwort	Informationen / Kommentare
1.18./1.19. Prüfg. / Zust.	ja	Überprüfung und Aktualisierung der Leitlinie erfolgt bei neuer Evidenz, spätestens 2 Jahre nach Veröffentlichung. Zuständigkeit und Verfahrensweise für die Überprüfung und Aktualisierung sind klar definiert.

Transparenz der Leitlinienerstellung

Fragen zu	Antwort	Informationen / Kommentare
1.20. System. Fehler	nein	
1.21. Leitlinienreport	ja	Die Society of Nuclear Medicine hat eine "Guideline for Guideline development" veröffentlicht, in der das genaue Vorgehen der Leitlinienerstellung und Aktualisierung angegeben ist.

	Strukturierte Leitlinien-Abstracts ------ (TST Fin 06)
Leitlinie	**Society Of Nuclear Medicine Procedure Guideline for Bone Pain Treatment**
Quelle	http://www.snm.org/pdf/ther2.pdf

2. Inhalt und Format der Leitlinie

Ziele der Leitlinie

Fragen zu	Antwort	Informationen / Kommentare
2.1. Gründe	ja	• Aktualisierung der Leitlinie "Procedure guideline for bone pain treatment", Version 1.0, 1996 • Beschreibung einer Handlungsanweisung, die zu einer Maximierung der gewonnenen diagnostischen Information bei gleichzeitiger Minimierung der verwendeten Ressourcen führt
2.2. Ziele	ja	• Ziel für den Patienten: Schmerzminderung. Weitere: Unterstützung von Nuklearmedizinern bei der Indikationsstellung zur Therapie mit Strontium89, Samarium-153 lexidronam (Sm-153 EDTMP) oder anderen radio-pharmazeutischen Verfahren zur Behandlung von Knochenschmerzen bei Knochenmetastasen • Verbreitung von allgemeinen Informationen über das Verfahren

Kontext (Anwendbarkeit / Flexibilität)

Fragen zu	Antwort	Informationen / Kommentare
2.3. Patientengruppe	ja	Patienten mit Knochenschmerzen aufgrund von Tumormetastasen Ein- und Ausschlusskriterien für diese Therapiemaßnahme sind genauestens differenziert.
2.4. Ärztl. Zielgruppen	ja	Überweisende Ärzte, Nuklearmediziner
2.5. Ausnahmen v. Empf.	ja	Die Leitlinie verweist ausdrücklich auf die Notwendigkeit einer individuellen Anpassung der Therapie (Krankheitsstadium, Ressourcenverfügbarkeit).
2.6. Bedürfnisse der Pat.	ja	Die Leitlinie behandelt in einem Kapitel die Inhalte der Patientenaufklärung.

Klarheit, Eindeutigkeit

Fragen zu	Antwort	Informationen / Kommentare
2.7. Problembeschreibung	ja	Die Leitlinie beschreibt das Versorgungsproblem bei Patienten mit Tumorschmerzen eindeutig und in allgemein verständlicher Sprache.
2.8.a) Präsentation logisch, konsistent	ja	Logische, konsistente, übersichtliche Darstellung
2.8.b) Schlüsselempfehlung	ja	Die Schlüsselempfehlungen sind klar gegliedert.
2.9. Handlungsalternativen	ja	Ein- und Ausschlusskriterien für die Therapiemaßnahmen sowie Handlungsalternativen sind präzise beschrieben.
2.10. Amb./stationär	ja	Hinweis: Stationärer Aufenthalt für die Verabreichung von P-32, SR-89 oder Sm-153 lexidronam ist nicht erforderlich
2.11. Notwendige Maßn.	ja	Konkrete Handlungsanweisungen zur Vorbereitung, Durchführung, Qualitätskontrolle und Information des überweisenden Arztes.
2.12. Unzweckmäßige Maßnahmen	ja	Z. B. Unzweckmäßigkeit dieser Therapieformen bei Patienten mit einer Lebenserwartung < 2 - 3 Wochen.

Nutzen, Nebenwirkungen, Kosten, Ergebnisse

Fragen zu	Antwort	Informationen / Kommentare
2.13. Gesundh.-Nutzen	ja	Verbesserung der Schmerzsymptomatik
2.14. Therapiefolgen/_Nebenwirkungen	ja	Risiken, Nebenwirkungen und Komplikationen werden explizit aufgeführt.
2.15. Disk. v. Kostenfolgen	unklar	
2.16. Nutzen-Kosten-Kalk.	unklar	

Strukturierte Leitlinien-Abstracts	------ **(TST Fin 06)**
Leitlinie	**Society Of Nuclear Medicine Procedure Guideline for Bone Pain Treatment**
Quelle	http://www.snm.org/pdf/ther2.pdf

3. Anwendbarkeit der Leitlinie

Verbreitung und Implementierung

Fragen zu	Antwort	Informationen / Kommentare
3.1.a) Methode der Impl.	Nein	
3.1.b) Verhaltensänderung	unklar	
3.1.c) Organis.Hindernisse	unklar	
3.2. Regionale Anpassg.	nein	

Überprüfung der Anwendung der Leitlinie

Fragen zu	Antwort	Informationen / Kommentare
3.3. Evaluation	nein	
3.4. Indikatoren	ja	• Methoden zur Messung der verabreichten Substanzmengen: 1. Gemäß der "Guidelines for the Calibration of Metastron" (strontium-89-chloride injection) 2. Einsatz eines speziell konfigurierten Dosis-Kalibrators • Allgem. Maßnahmen zur Qualitätskontrolle (Institutseigenes Qualitätsmanagementprogramm, enge Kooperation mit dem einweisenden Arzt)

Zusammenfassende Beurteilung (Methodische Qualität)

1.	Qualität der LL-Entwicklung	11 von 17 Punkten der ÄZQ-Checkliste
2.	Qual. von Inhalt und Format	15 von 17 Punkten der ÄZQ-Checkliste
3.	Qual- Anwendung / Impl.	1 von 6 Punkten der ÄZQ-Checkliste
Σ	Qualität Gesamt	27 von 40 Punkten der ÄZQ-Checkliste

Strukturierte Leitlinien-Abstracts ------ (TST Fin 04)	
Leitlinie	Clinical practice guidelines for the care and treatment of breast cancer. 10. The management of chronic pain in patients with breast cancer.
Quelle	CMAJ 1998 Feb 10;158 Suppl 3:S71-81 http://www.cma.ca/cmaj/vol-158/issue-3/breastcpg/guide_10.pdf

1. Fragen zur Qualität der Leitlinienentwicklung

Verantwortlichkeit für Leitlinienentwicklung

Fragen zu	Antwort	Informationen / Kommentare
1.1. Verantwortl. Institution	ja	The Steering Committee on Clinical Practice Guidelines for the Care and Treatment of Breast Cancer
1.2./1.3. Finan.- / Interessen-Konflikt	ja	Unterstützung durch "Health Canada"

Autoren der Leitlinie

Fragen zu	Antwort	Informationen / Kommentare
1.4. Beteiligte	ja	Author, Writing Committee, Primary and Secondary Reviewers sind namentlich genannt. Insgesamt waren an der Erstellung des primären Leitlinienentwurfs 23 Experten beteiligt.
1.5. Beteilg. Betroffener	ja	Die Mitglieder der Steuergruppe repräsentieren folgende Institutionen: Health Canada, College of Family Physicians of Canada, Manitoba Cancer Treatment and Research Foundation, Federal/Provincial/Territorial Advisory Committee on Health Services, Royal College of Physicians and Surgeons of Canada, Canadian Breast Cancer Network, Alberta Cancer Board, The Ontario Cancer Treatment and Research Foundation, Federation of Medical Licensing Authorities of Canada, Cancer Treatment and Research Foundation of Nova Scotia

Identifizierung und Interpretation der klinischen Belege

Fragen zu	Antwort	Informationen / Kommentare
1.6. Meth. Evidenz-Auswahl	ja	Systematischer Review der Literatur bis 30.12.1996, nicht systematisch bis Juli 1997. Wo die experimentelle Evidenz fehlt, gründen sich die Empfehlungen auf Expertenmeinungen.
1.7. Doku Suchstrategie	ja	88 Literaturstellen. Als Grundlage diente eine systematische Übersicht der englischen Literatur, die 1991 zur Vorbereitung des Oxford Textbook of Palliativ Medicine erfolgt ist. Diese Daten wurden gepflegt und aktualisiert durch regelmäßige Reviews aus neuen Zeitschriften (Pain, Palliativ Medicine, the Journal of Palliativ Care, the Journal of Clinical Oncology, the British Medical Journal, the Lancet, the Journal of Pain and Symptom Management, the New England Journal of Medicine and Cancer) und ergänzt durch Recherchen in Medline und Current Contents (Januar 1990 bis Dezember 1996). Zusätzlich wurden die Leitlinien der WHO und der AHCPR herangezogen.
1.8. Meth. Evidenzstärke	ja	Die den Empfehlungen zugrunde liegenden Studien wurden wie folgt klassifiziert: Evidenzgrad 1: Randomisierte, kontrollierte Studien (oder Meta-

		Analyse dieser Studien) einer angemessenen Größe, um das Risiko falsch positiver oder falsch negativer Ergebnisse zu minimieren. Evidenzgrad 2: Randomisierte, kontrollierte Studien, die zu klein sind, um die Bedingungen für Grad 1 zu erfüllen. Diese können positive Trends anzeigen, welche aber nicht statistisch signifikant sind oder Trends, die mit einem hohen Risiko falsch negativer Ergebnisse assoziiert sind. Evidenzgrad 3: Nicht randomisierte, kontrollierte Studien, Kohortenstudien, Fallserien, fallkontrollierte Studien oder cross sectional studies. Evidenzgrad 4: Meinungen respektierter Autoritäten oder von Expertenkomitees. Evidenzgrad 5: Meinungen der Autoren oder Reviewer dieser Leitlinie, die aufgrund von Erfahrungen, Kenntnis der wichtigen Literatur und der gegenseitigen Diskussionen entstanden sind.

Formulierung der Leitlinienempfehlungen

Fragen zu	Antwort-	Informationen / Kommentare
1.9. Auswahl d. Empfehlg.	ja	Die Empfehlungen sind so weit wie möglich evidenz-basiert. Wo dies nicht möglich war, erfolgt die Empfehlung aufgrund des Expertenkonsenses.
1.10. Konsensverfahren	nein	
1.11. Berücks. inter. Kreise	nein	
1.12. Evidenzverknüpfung	ja	Die wichtigsten Therapieempfehlungen sind mit der wissenschaftlichen Evidenz verknüpft.

Gutachterverfahren und Pilotstudien

Fragen zu	Antwort	Informationen / Kommentare
1.13./1.14. Begutachtung	ja	Peer-Review des Leitlinienentwurfs. Insgesamt durchlief jedes Leitlinienthema 20 bis 40 Zyklen des Reviews und der Veränderung. Änderungsvorschläge wurden entsprechend berücksichtigt.
1.15./1.16. Pilotversuch	unklar	
1.17. LL-Vergleich	ja	WHO-Leitlinie „Cancer-Pain-Relief", AHCPR „Management of Cancer Pain"

Gültigkeitsdauer/Aktualisierung der Leitlinie

Fragen zu	Antwort	Informationen / Kommentare
1.18./1.19. Prüfg. / Zust.	ja	• Letzte Überarbeitung Juli 1997 • Eine Überarbeitung der Leitlinie soll alle zwei Jahre erfolgen
	ja	Verantwortlich für die Überarbeitung der Leitlinie ist die Steuergruppe.

Transparenz der Leitlinienerstellung

Fragen zu	Antwort	Informationen / Kommentare
1.20. System. Fehler	nein	
1.21. Leitlinienreport	ja	Die Einleitung bietet eine zusammenfassende Darstellung über den Inhalt, die Empfehlungen der Leitlinie sowie über die Methodik der Erstellung.

	Strukturierte Leitlinien-Abstracts ------ (TST Fin 04)
Leitlinie	**Clinical practice guidelines for the care and treatment of breast cancer.** **10. The management of chronic pain in patients with breast cancer.**
Quelle	CMAJ 1998 Feb 10;158 Suppl 3:S71-81 http://www.cma.ca/cmaj/vol-158/issue-3/breastcpg/guide_10.pdf

2. Inhalt und Format der Leitlinie

Ziele der Leitlinie

Fragen zu	Antwort	Informationen / Kommentare
2.1. Gründe	ja	Variationen in der Behandlung, die außerhalb akzeptierter Normen und der „guten klinischen Praxis" liegen.
2.2. Ziele	ja	• Verbesserung der Versorgung der Patienten mit Brustkrebs • Definition der Grenzen, innerhalb derer Behandlungsentscheidungen variieren können • Befähigung der Patienten, an Entscheidungsprozessen so weit wie möglich teilzunehmen

Kontext (Anwendbarkeit / Flexibilität)

Fragen zu	Antwort	Informationen / Kommentare
2.3. Patientengruppe	ja	Männer und Frauen mit Brustkrebs
2.4. Ärztl. Zielgruppen	ja	Ärzte und Patienten
2.5. Ausnahmen v. Empf.	nein	
2.6. Bedürfnisse der Pat.	ja	Patienten waren an der Erstellung der Leitlinie beteiligt.

Klarheit, Eindeutigkeit

Fragen zu	Antwort	Informationen / Kommentare
2.7. Problembeschreibung	ja	Die Leitlinie beschreibt das Versorgungsproblem bei Patienten mit Tumorschmerzen eindeutig und in allgemein verständlicher Sprache.
2.8.a) Präsentation logisch, konsistent	ja	Logische, konsistente, übersichtliche Darstellung
2.8.b) Schlüsselempfehlung	ja	Die Schlüsselempfehlungen sind im Text hervorgehoben.
2.9. Handlungsalternativen	ja	Indikationen und Handlungsalternativen werden klar beschrieben.
2.10. Amb./stationär	nein	
2.11. Notwendige Maßn.	ja	Es werden konkrete Handlungsanleitungen für die Therapie gegeben.
2.12. Unzweckmäßige Maßnahmen	ja	Implizit wird z. B. auf die nicht empfehlenswerte intramuskuläre Applikation von Medikamenten zur Tumorschmerztherapie hingewiesen. Ein weiteres Beispiel ist der Einsatz von Agonist/Antagonist-Medikamenten wie z. B. Pentazocin.

Nutzen, Nebenwirkungen, Kosten, Ergebnisse

Fragen zu	Antwort	Informationen / Kommentare
2.13. Gesundh.-Nutzen	ja	• Schmerzkontrolle • Reduzierung von Nebeneffekten
2.14. Therapiefolgen / Nebenwirkungen	ja	Es existieren Angaben zum Einfluss der empfohlenen Vorgehensweisen auf Nebenwirkungen und Interaktionen der diskutierten Pharmaka und sonstigen Interventionen.
2.15. Disk. v. Kostenfolgen	nein	

2.16. Nutzen-Kosten-Kalk.	unklar	

äzq	**Strukturierte Leitlinien-Abstracts ------ (TST Fin 04)**
Leitlinie	**Clinical practice guidelines for the care and treatment of breast cancer.** **10. The management of chronic pain in patients with breast cancer.**
Quelle	CMAJ 1998 Feb 10;158 Suppl 3:S71-81 http://www.cma.ca/cmaj/vol-158/issue-3/breastcpg/guide_10.pdf

3. Anwendbarkeit der Leitlinie

Verbreitung und Implementierung

Fragen zu	Antwort	Informationen / Kommentare
3.1.a) Methode der Impl.	ja	Die Leitlinie existiert in englischer sowie in französischer Sprache. Im Anhang finden sich weiterführende Literaturempfehlungen zum Thema. Zusätzlich existiert zu dieser Fassung eine Patientenversion.
3.1.b) Verhaltensänderung	unklar	
3.1.c) Organis.Hindernisse	unklar	
3.2. Regionale Anpassg.	nein	

Überprüfung der Anwendung der Leitlinie

Fragen zu	Antwort	Informationen / Kommentare
3.3. Evaluation	nein	
3.4. Indikatoren	ja	Schmerzintensität als Indikator, Schmerzmessung mit entsprechenden Skalen

Zusammenfassende Beurteilung (Methodische Qualität)

1.	Qualität der LL-Entwicklung	13 von 17 Punkten der ÄZQ-Checkliste
2.	Qual. von Inhalt und Format	13 von 17 Punkten der ÄZQ-Checkliste
3.	Qual- Anwendung / Impl.	2 von 6 Punkten der ÄZQ-Checkliste
Σ	Qualität Gesamt	28 von 40 Punkten der ÄZQ-Checkliste

Strukturierte Leitlinien-Abstracts ------ (TST Fin 08)	
Leitlinie	**CANCER PAIN RELIEF AND PALLIATIVE CARE IN CHILDREN, 1998**
Quelle	World Health Organisation, Geneva, 1998, 76 Seiten, ISBN 92-4-154512-7

1. Fragen zur Qualität der Leitlinienentwicklung

Verantwortlichkeit für Leitlinienentwicklung

Fragen zu	Antwort	Informationen / Kommentare
1.1. Verantwortl. Institution	ja	World Health Organization, Geneva in Zusammenarbeit mit der International Association for the Study of Pain (IASP)
1.2./1.3. Finan.- / Interessen-Konflikt	ja	In der Leitlinie werden detaillierte Angaben zur finanziellen Unterstützung durch Dritte gemacht. Die Sponsoren sind in einer Liste namentlich aufgeführt.

Autoren der Leitlinie

Fragen zu	Antwort	Informationen / Kommentare
1.4. Beteiligte	ja	Expertenkomitee mit 23 Experten aus verschiedenen Ländern. Alle Experten und sonstigen Mitarbeiter sind namentlich genannt.
1.5. Beteilg. Betroffener	ja	Interdisziplinäres Expertenteam mit folgenden Fachdisziplinen: Onkologie, Anästhesie, Neurologie, Pädiatrie, Pflege, Palliativmedizin, Psychiatrie, Psychologie und Theologie

Identifizierung und Interpretation der klinischen Belege

Fragen zu	Antwort	Informationen / Kommentare
1.6. Meth. Evidenz-Auswahl	ja	41 Literaturstellen, jüngste berücksichtigte Literaturangabe 1994
1.7. Doku Suchstrategie	nein	
1.8. Meth. Evidenzstärke	nein	

Formulierung der Leitlinienempfehlungen

Fragen zu	Antwort-	Informationen / Kommentare
1.9. Auswahl d. Empfehlg.	nein	
1.10. Konsensverfahren	nein	
1.11. Berücks. inter. Kreise	nein	
1.12. Evidenzverknüpfung	unklar	

Gutachterverfahren und Pilotstudien

Fragen zu	Antwort	Informationen / Kommentare
1.13./1.14. Begutachtung	unklar	
1.15./1.16. Pilotversuch	unklar	
1.17. LL-Vergleich	ja	WHO-Leitlinie Cancer Pain Relief (1996)

Gültigkeitsdauer/Aktualisierung der Leitlinie

Fragen zu	Antwort	Informationen / Kommentare
1.18./1.19. Prüfg. / Zust.	nein	

Transparenz der Leitlinienerstellung

Fragen zu	Antwort	Informationen / Kommentare
1.20. System. Fehler	nein	
1.21. Leitlinienreport	nein	

Strukturierte Leitlinien-Abstracts ------ (TST Fin 08)	
Leitlinie	**CANCER PAIN RELIEF AND PALLIATIVE CARE IN CHILDREN, 1998**
Quelle	World Health Organisation, Geneva, 1998, 76 Seiten, ISBN 92-4-154512-7

2. Inhalt und Format der Leitlinie

Ziele der Leitlinie

Fragen zu	Antwort	Informationen / Kommentare
2.1. Gründe	ja	Die vorliegende Leitlinie ist in Ergänzung zur WHO-Leitlinie "Cancer Pain Relief" entstanden. Ängste und Missverständnisse führen häufig zu einer inadäquaten Schmerzbehandlung bei Kindern mit Tumorerkrankungen.
2.2. Ziele	ja	1. Vermeidung von Missverständnissen über die Pharmakokinetik und Pharmakodynamik von Opioidanalgetika bei Kindern 2. Beseitigung von Wissenslücken über die Schmerzempfindung von Kindern 3. Verbreitung von Informationen über einfache verhaltenstherapeutische, kognitive und unterstützende schmerzreduzierende Techniken 4. Abbau von Angst gegenüber Medikamentenabhängigkeit

Kontext (Anwendbarkeit / Flexibilität)

Fragen zu	Antwort	Informationen / Kommentare
2.3. Patientengruppe	ja	Kinder verschiedener Altersgruppen mit Tumorschmerzen
2.4. Ärztl. Zielgruppen	ja	Die Leitlinie richtet sich primär an alle im Gesundheitswesen Tätigen, die mit tumorkranken Kindern arbeiten. Darüber hinaus ist die Leitlinie auch für Politiker und Juristen gedacht, die die Verfügbarkeit von Opioidanalgetika durch gesetzmäßige Regelungen beeinflussen können.
2.5. Ausnahmen v. Empf.	ja	Die Notwendigkeit einer individuellen Therapieanpassung wird betont. Kontraindikationen für bestimmte Verfahren sind genannt.
2.6. Bedürfnisse der Pat.	ja	Ein besonderer Schwerpunkt dieser Leitlinie liegt auf der Bedeutung von psychologischen und psychosozialen Einflüssen auf die Schmerzempfindung. Schmerzen, die durch therapeutische oder diagnostische Maßnahmen entstehen, soll schon im Vorfeld mit prophylaktischen Maßnahmen begegnet werden (Algorithmus zur Schmerztherapie während diagnostischer und therapeutischer Maßnahmen).

Klarheit, Eindeutigkeit

Fragen zu	Antwort	Informationen / Kommentare
2.7. Problembeschreibung	ja	Die Leitlinie beschreibt das Versorgungsproblem bei Kindern mit Tumorschmerzen eindeutig und in allgemein verständlicher Sprache.
2.8.a) Präsentation logisch, konsistent	ja	Logische, konsistente, übersichtliche Darstellung
2.8.b) Schlüsselempfehlung	ja	Die wesentlichen Schlüsselempfehlungen sind im Text hervorgehoben und am Ende der Leitlinie zusammenfassend aufgelistet.
2.9. Handlungsalternativen	ja	Indikationen für bestimmte therapeutische Maßnahmen und die entsprechenden Alternativen sind präzise beschrieben.
2.10. Amb./stationär	nein	

2.11. Notwendige Maßn.	ja	<ul><li>Konkrete Handlungsanleitungen für ein umfassendes Therapiekonzept (medizinische Versorgung + psychosoziale Unterstützung)</li><li>Schulung und Weiterbildung von Mitarbeitern im Gesundheitswesen</li><li>Sensibilisierung der Öffentlichkeit</li><li>Entwicklung von staatlichen Programmen zur Tumorschmerzbekämpfung</li></ul>
2.12. Unzweckmäßige Maßnahmen	ja	Bestimmte therapeutische Verfahren werden ausdrücklich als "nicht empfehlenswert" bezeichnet.

Nutzen, Nebenwirkungen, Kosten, Ergebnisse

Fragen zu	Antwort	Informationen / Kommentare
2.13. Gesundh.-Nutzen	ja	<ul><li>Verbesserung der Schmerzsymptomatik</li><li>Verminderung von Angst und Depressionen</li><li>Verbesserung der Lebensqualität</li><li>Schmerzfreies Sterben</li></ul>
2.14. Therapiefolgen / Nebenwirkungen	ja	Risiken und Nebenwirkungen sind für die einzelnen Therapieempfehlungen explizit aufgeführt.
2.15. Disk. v. Kostenfolgen	unklar	
2.16. Nutzen-Kosten-Kalk.	unklar	

Strukturierte Leitlinien-Abstracts	------ (TST Fin 08)
Leitlinie	**CANCER PAIN RELIEF AND PALLIATIVE CARE IN CHILDREN, 1998**
Quelle	World Health Organisation, Geneva, 1998, 76 Seiten, ISBN 92-4-154512-7

3. Anwendbarkeit der Leitlinie

Verbreitung und Implementierung

Fragen zu	Antwort	Informationen / Kommentare
3.1.a) Methode der Impl.	ja	Die Leitlinie enthält konkrete Fallbeispiele, Algorithmen und Checklisten.
3.1.b) Verhaltensänderung	ja	Um Einstellungs- oder Verhaltensänderungen von Ärzten und anderen Leistungserbringern im Gesundheitswesen zu erwirken, werden konkrete Schulungs- und Trainingsmaßnahmen empfohlen.
3.1.c) Organis.Hindernisse	ja	Z. B. Opioidverfügbarkeit Zur Verbesserung der Opioidverfügbarkeit sollen staatliche Programme zur Tumorschmerzbekämpfung bei Kindern entwickelt werden.
3.2. Regionale Anpassg.	nein	

Überprüfung der Anwendung der Leitlinie

Fragen zu	Antwort	Informationen / Kommentare
3.3. Evaluation	nein	
3.4. Indikatoren	ja	Als ultimative Indikatoren, anhand derer der Effekt der Leitlinienanwendung überprüft werden kann, werden die Verfügbarkeit und die Anwendung von Methoden zur Tumorschmerztherapie in ländlichen Kliniken genannt.

Zusammenfassende Beurteilung (Methodische Qualität)

1.	Qualität der LL-Entwicklung	6 von 17 Punkten der ÄZQ-Checkliste
2.	Qual. von Inhalt und Format	14 von 17 Punkten der ÄZQ-Checkliste
3.	Qual- Anwendung / Impl.	4 von 6 Punkten der ÄZQ-Checkliste
Σ	Qualität Gesamt	24 von 40 Punkten der ÄZQ-Checkliste

Strukturierte Leitlinien-Abstracts	------ (TST Fin 09)
Leitlinie	**CANCER PAIN RELIEF: With a guide to opioid availability, Second Edition, WHO, 1996**
Quelle	ISBN 92-4-154482-1

1. Fragen zur Qualität der Leitlinienentwicklung

Verantwortlichkeit für Leitlinienentwicklung

Fragen zu	Antwort	Informationen / Kommentare
1.1. Verantwortl. Institution	ja	World Health Organization, Geneva
1.2./3. Finan.- / Interessen-Konflikt	nein	

Autoren der Leitlinie

Fragen zu	Antwort	Informationen / Kommentare
1.4. Beteiligte	ja	WHO Expert Committee on Cancer Pain Relief and Active Supportive Care
1.5. Beteilg. Betroffener	ja	Das 20-köpfige, interdisziplinäre Expertenteam besteht aus Repräsentanten verschiedener Länder.

Identifizierung und Interpretation der klinischen Belege

Fragen zu	Antwort	Informationen / Kommentare
1.6. Meth. Evidenz-Auswahl	ja	Hinweis auf klinische Erfahrung und kontrollierte Studien, die zur Auswahl der beschriebenen Empfehlungen geführt haben. Die Literaturliste umfasst 18 Literaturangaben (jüngste berücksichtigte Literatur 1995).
1.7. Doku Suchstrategie	nein	
1.8. Meth. Evidenzstärke	nein	

Formulierung der Leitlinienempfehlungen

Fragen zu	Antwort-	Informationen / Kommentare
1.9. Auswahl d. Empfehlg.	unklar	
1.10. Konsensverfahren	nein	
1.11. Berücks. inter. Kreise	nein	
1.12. Evidenzverknüpfung	nein	

Gutachterverfahren und Pilotstudien

Fragen zu	Antwort	Informationen / Kommentare
1.13./1.14. Begutachtung	unklar	
1.15./1.16. Pilotversuch	ja	Die 1. Auflage der Leitlinie erschien 1986. Sie wurde in zahlreichen Ländern getestet und in 22 Sprachen übersetzt. Die 2. Auflage ist eine gründliche Überarbeitung der 1. Auflage. Sie wurde durch das Kapitel "Verfügbarkeit von Opioiden" ergänzt.
1.17. LL-Vergleich	nein	

Gültigkeitsdauer/Aktualisierung der Leitlinie

Fragen zu	Antwort	Informationen / Kommentare
1.18./1.19. Prüfg. / Zust.	nein	

Transparenz der Leitlinienerstellung

Fragen zu	Antwort	Informationen / Kommentare
1.20. System. Fehler	nein	
1.21. Leitlinienreport	nein	

Strukturierte Leitlinien-Abstracts ------ **(TST Fin 09)**	
Leitlinie	**CANCER PAIN RELIEF: With a guide to opioid availability, Second Edition, WHO, 1996**
Quelle	ISBN 92-4-154482-1

2. Inhalt und Format der Leitlinie

Ziele der Leitlinie

Fragen zu	Antwort	Informationen / Kommentare
2.1. Gründe	ja	Revision und Aktualisierung der 1. Auflage der Leitlinie
2.2. Ziele	ja	Weltweite Verbreitung von Informationen über die effektive Behandlung von Tumorschmerzpatienten.

Kontext (Anwendbarkeit / Flexibilität)

Fragen zu	Antwort	Informationen / Kommentare
2.3. Patientengruppe	ja	Tumorschmerzpatienten allgemein, Kinder werden an verschiedenen Punkten explizit erwähnt.
2.4. Ärztl. Zielgruppen	ja	Die Leitlinie richtet sich an alle in Gesundheitssystemen tätigen "healthworkers".
2.5. Ausnahmen v. Empf.	ja	Diskussion der individuellen Anpassung der Therapie vor allem hinsichtlich vorbestehender Organschädigungen und Therapienebenwirkungen.
2.6. Bedürfnisse der Pat.	ja	Auf Ängste und Vorbehalte des Patienten gegenüber bestimmten therapeutischen Maßnahmen wird besonders eingegangen.

Klarheit,   Eindeutigkeit

Fragen zu	Antwort	Informationen / Kommentare
2.7. Problembeschreibung	ja	Ausgewählte Themenbereiche stimmen mit vergleichbaren Leitlinien überein.
2.8.a) Präsentation logisch, konsistent	ja	Logische, konsistente, übersichtliche Darstellung
2.8.b) Schlüsselempfehlung	ja	Schlüsselempfehlungen sind im Text hervorgehoben
2.9. Handlungsalternativen	ja	Präzise beschrieben unter Berücksichtigung des WHO-Stufenschemas. Der Schwerpunkt der Empfehlung liegt auf der medikamentösen Therapie.
2.10. Amb./stationär	nein	
2.11. Notwendige Maßn.	ja	Die Basisempfehlungen sind in 13 Punkten zusammengefasst.
2.12. Unzweckmäßige Maßnahmen	ja	Kontraindikationen für zahlreiche Medikamente

Nutzen, Nebenwirkungen, Kosten, Ergebnisse

Fragen zu	Antwort	Informationen / Kommentare
2.13. Gesundh.-Nutzen	ja	• Verminderung der Schmerzsymptomatik • Verbesserung der Lebensqualität • Schmerzfreies Sterben
2.14. Therapiefolgen / Nebenwirkungen	ja	Ausführliche Darstellung von Nebenwirkungen
2.15. Disk. v. Kostenfolgen	ja	Berücksichtigung der Tatsache, dass ein großer Teil der Patienten aus Entwicklungsländern kommt. Die Empfehlungen der 1. Auflage konzentrierten sich auf eine geringe Anzahl von relativ preiswerten Medikamenten, die einfach verfügbar sind.
2.16. Nutzen-Kosten-Kalk.	ja	siehe Kommentar zu 2.15.

	Strukturierte Leitlinien-Abstracts ------ (TST Fin 09)
Leitlinie	CANCER PAIN RELIEF: With a guide to opioid availability, Second Edition, WHO, 1996
Quelle	ISBN 92-4-154482-1

3. Anwendbarkeit der Leitlinie

Verbreitung und Implementierung

Fragen zu	Antwort	Informationen / Kommentare
3.1.a) Methode der Impl.	ja	Teil 2, "Opioid Availability" gibt konkrete Hinweise und Informationen zur Verfügbarkeit von Opioiden.
3.1.b) Verhaltensänderung	ja	Der gesamte Teil 2 bezieht sich auf mögliche strukturelle Probleme
3.1.c) Organis.Hindernisse	ja	• Entwicklung von Methoden zum Informationsaustausch müssen entwickelt werden. • Verfügbarkeit der empfohlenen Pharmaka
3.2. Regionale Anpassg.	unklar	

Überprüfung der Anwendung der Leitlinie

Fragen zu	Antwort	Informationen / Kommentare
3.3. Evaluation	nein	
3.4. Indikatoren	ja	Schmerzfreiheit. Zur Evaluierung werden verschiedene Schmerzskalen und Strategien erwähnt.

Zusammenfassende Beurteilung (Methodische Qualität)

1.	Qualität der LL-Entwicklung	5 von 17 Punkten der ÄZQ-Checkliste
2.	Qual. von Inhalt und Format	16 von 17 Punkten der ÄZQ-Checkliste
3.	Qual- Anwendung / Impl.	4 von 6 Punkten der ÄZQ-Checkliste
Σ	Qualität Gesamt	25 von 40 Punkten der ÄZQ-Checkliste

Strukturierte Leitlinien-Abstracts	------ (TST Fin 12)
Leitlinie	**Leitlinien zur Tumorschmerztherapie** erstellt im Auftrag der Deutschen Interdisziplinären Vereinigung für Schmerztherapie (DIVS)
Quelle	Tumordiagn. u. Therapie 20 (1999) 105-129

1. Fragen zur Qualität der Leitlinienentwicklung

Verantwortlichkeit für Leitlinienentwicklung

Fragen zu	Antwort	Informationen / Kommentare
1.1. Verantwortl. Institution	ja	Deutsche Interdisziplinäre Vereinigung für Schmerztherapie
1.2./1.3. Finan.- / Interessen-Konflikt	nein	

Autoren der Leitlinie

Fragen zu	Antwort	Informationen / Kommentare
1.4. Beteiligte	ja	Namentliche Nennung der Koordinatorin und aller Mitglieder des Redaktionsteams.
1.5. Beteilg. Betroffener	ja	Das 23-köpfige Redaktionsteam besteht aus Experten verschiedener Fachdisziplinen und Arbeitsschwerpunkte.

Identifizierung und Interpretation der klinischen Belege

Fragen zu	Antwort	Informationen / Kommentare
1.6. Meth. Evidenz-Auswahl	nein	
1.7. Doku Suchstrategie	nein	
1.8. Meth. Evidenzstärke	nein	

Formulierung der Leitlinienempfehlungen

Fragen zu	Antwort-	**Informationen / Kommentare**
1.9. Auswahl d. Empfehlg.	nein	
1.10. Konsensverfahren	nein	
1.11. Berücks. inter. Kreise	nein	
1.12. Evidenzverknüpfung	nein	

Gutachterverfahren und Pilotstudien

Fragen zu	Antwort	Informationen / Kommentare
1.13./1.14. Begutachtung	unklar	
1.15./1.16. Pilotversuch	unklar	
1.17. LL-Vergleich	ja	WHO-Leitlinie zur Tumorschmerztherapie, Empfehlungen der Arzneimittelkommission der Deutschen Ärzteschaft, Anleitungen zur Tumorschmerztherapie bei Erwachsenen des Arbeitskreises Tumorschmerz der Deutschen Gesellschaft zum Studium des Schmerzes (DGSS)

Gültigkeitsdauer/Aktualisierung der Leitlinie

Fragen zu	Antwort	Informationen / Kommentare
1.18./19 Prüfg./Zust.	ja	Eine zweijährige Aktualisierung ist geplant.

Transparenz der Leitlinienerstellung

Fragen zu	Antwort	Informationen / Kommentare
1.20. System. Fehler	nein	
1.21. Leitlinienreport	nein	

Strukturierte Leitlinien-Abstracts	------ **(TST Fin 12)**
Leitlinie	**Leitlinien zur Tumorschmerztherapie erstellt im Auftrag der Deutschen Interdisziplinären Vereinigung für Schmerztherapie (DIVS)**
Quelle	Tumordiagn. u. Therapie 20 (1999) 105-129

2. Inhalt und Format der Leitlinie

Ziele der Leitlinie

Fragen zu	**Antwort**	**Informationen / Kommentare**
2.1. Gründe	ja	Prophylaxe, Diagnostik und Therapie bei Tumorschmerzpatienten gehören zu den Aufgaben jedes betreuenden Arztes.
2.2. Ziele	unklar	

Kontext (Anwendbarkeit / Flexibilität)

Fragen zu	**Antwort**	**Informationen / Kommentare**
2.3. Patientengruppe	ja	Tumorschmerzpatienten
2.4. Ärztl. Zielgruppen	ja	Die Leitlinie richtet sich an betreuende Ärzte von Tumorpatienten. (Im Anhang sind spezielle hausärztliche Aufgaben im Rahmen der Tumorschmerztherapie erwähnt.)
2.5. Ausnahmen v. Empf.	ja	Diskussion der individuellen Anpassung der Therapie vor allem hinsichtlich vorbestehender Organschädigungen und Therapienebenwirkungen.
2.6. Bedürfnisse der Pat.	ja	In Zusammenarbeit mit dem Patienten muss ein realistisches für ihn akzeptables Therapieziel vereinbart werden.

Klarheit,   Eindeutigkeit

Fragen zu	**Antwort**	**Informationen / Kommentare**
2.7. Problembeschreibung	ja	Die Leitlinie beschreibt das Versorgungsproblem bei Patienten mit Tumorschmerzen eindeutig und in allgemein verständlicher Sprache.
2.8.a) Präsentation logisch, konsistent	ja	Logische, konsistente, übersichtliche Darstellung
2.8.b) Schlüsselempfehlung	ja	Schlüsselempfehlungen sind im Text einfach zu identifizieren.
2.9. Handlungsalternativen	ja	Indikationen, Kontraindikationen und Handlungsalternativen sind präzise beschrieben. Der Schwerpunkt der Empfehlung liegt auf der medikamentösen Therapie.
2.10. Amb./stationär	nein	
2.11. Notwendige Maßn.	ja	Es werden konkrete Handlungsanleitungen für das Therapiekonzept gegeben.
2.12. Unzweckmäßige Maßnahmen	ja	Bestimmte Therapieverfahren werden mit dem Zusatz "fraglich wirksam" gekennzeichnet.

Nutzen, Nebenwirkungen, Kosten, Ergebnisse

Fragen zu	**Antwort**	**Informationen / Kommentare**
2.13. Gesundh.-Nutzen	ja	• Linderung tumorbedingter Schmerzen
2.14. Therapiefolgen / Nebenwirkungen	ja	Ausführliche Darstellung von Nebenwirkungen
2.15. Disk. v. Kostenfolgen	ja	Siehe 2.16
2.16. Nutzen-Kosten-Kalk.	ja	Ausführliche Darstellung von Vorteilen, Risiken und Kosten verschiedener Verfahren.

	Strukturierte Leitlinien-Abstracts ------ (TST Fin 12)
Leitlinie	Leitlinien zur Tumorschmerztherapie erstellt im Auftrag der Deutschen Interdisziplinären Vereinigung für Schmerztherapie (DIVS)
Quelle	Tumordiagn. u. Therapie 20 (1999) 105-129

3. Anwendbarkeit der Leitlinie

Verbreitung und Implementierung

Fragen zu	Antwort	Informationen / Kommentare
3.1.a) Methode der Impl.	ja	Arzneimittellisten, standardisierte Erhebungsinstrumente zur Schmerzmessung
3.1.b) Verhaltensänderung	ja	Abbau von Verschreibungsvorbehalten
3.1.c) Organis.Hindernisse	unklar	
3.2. Regionale Anpassg.	nein	

Überprüfung der Anwendung der Leitlinie

Fragen zu	Antwort	Informationen / Kommentare
3.3. Evaluation	nein	
3.4. Indikatoren	ja	Instrumente zur Messung der Schmerzintensität z. B. VRS, NRS oder VAS

Zusammenfassende Beurteilung (Methodische Qualität)

1.	Qualität der LL-Entwicklung	5 von 17 Punkten der ÄZQ-Checkliste
2.	Qual. von Inhalt und Format	15 von 17 Punkten
3.	Qual- Anwendung / Impl.	3 von 6 Punkten
Σ	Qualität Gesamt	23 von 40 Punkten

Strukturierte Leitlinien-Abstracts ------ **(TST Fin 03)**	
Leitlinie	**Control of Pain in Patients with Cancer** **Sign Publication Number 44**
Quelle	http://www.show.scot.nhs.uk/sign/clinical.htm

1. Fragen zur Qualität der Leitlinienentwicklung

Verantwortlichkeit für Leitlinienentwicklung

Fragen zu	Antwort	Informationen / Kommentare
1.1. Verantwortl. Institution	ja	Scottish Intercollegiate Guidelines Network Scottish Cancer Therapy Network
1.2./1.3. Finan.- / Interes-sen-Konflikt	ja	In der SIGN guideline no. 39 ist die Finanzierung der Leitlinien-entwicklung explizit beschrieben. Der Hauptanteil wird von der Clinical Research and Audit Group (CRAG) des Scottish Office Department of Health finanziert, die nationalen Meetings werden in geringem Umfang zusätzlich von der Medizinindustrie unterstützt.

Autoren der Leitlinie

Fragen zu	Antwort	Informationen / Kommentare
1.4. Beteiligte	ja	Die Beteiligten werden mit Name und Funktion genannt.
1.5. Beteilg. Betroffener	ja	Die Leitlinie wurde in Zusammenarbeit mit dem Scottish Cancer Therapie Network erarbeitet. Für die Beteiligung von Patienten hat SIGN ein Patient Information and Participation Subcommittee (PIPS) eingerichtet.

Identifizierung und Interpretation der klinischen Belege

Fragen zu	Antwort	Informationen / Kommentare
1.6. Meth. Evidenz-Auswahl	ja	Im Anhang wird die Datenbankrecherche erläutert.
1.7. Doku Suchstrategie	unklar	
1.8. Meth. Evidenzstärke	ja	Interpretation und Bewertung der Evidenzstärke nach folgendem Schema: Statements of Evidence Ia: Evidence obtained from meta-analysis of randomised controlled trials. Ib: Evidence obtained from at least one randomised controlled trail IIa:Evidence obtained from at least one well-designed controlled study without randomisation. IIb: Evidence obtained from at least one other type of well-designed quasi-experimental study. III: Evidence obtained from well-designed non-experimental de-scriptive studies, such as comparative studies, correlation studies and case studies. IV: Evidence obtained from expert committee reports or opinions and /or clinical experiences of respected authorities. Grades of Recommendations A - Requires at least one randomised controlled trial as part of a body of literature of overall good quality and consistency address-ing the specific recommendation. (Evidence levels Ia, Ib) B - Requires the availability of well-conducted clinical studies but no randomised clinical trails on the topic of recommendation. (Evidence levels IIa, IIb, III)

		C - Requires evidence obtained from expert committee reports or opinions and /or clinical experiences of respected authorities. Indicates an absence of directly applicable clinical studies of good quality. (Evidence level IV) Good Practice Points √ Recommended best practice based on the clinical experience of the guideline development group.

Formulierung der Leitlinienempfehlungen

Fragen zu	Antwort-	Informationen / Kommentare
1.9. Auswahl d. Empfehlg.	ja	Die Auswahl der Leitlinienempfehlungen beruht auf einem standardisierten Verfahren, das in SIGN guideline no. 39 erläutert wird.
1.10. Konsensverfahren	unklar	
1.11. Berücks. inter. Kreise	ja	Interessierte Gruppen, die nicht direkt an der Leitlinieerstellung beteiligt waren werden in Form von National Open Meetings einbezogen, bei denen die Leitlinienentwürfe öffentlich vorgestellt und diskutiert werden sowie im Review-Prozess, in dem unabhängige Experten und die RCGP (Members of the Royal College of General Parctitioners Guidelines Advisory Group den Leitlinienentwurf bewerten.
1.12. Evidenzverknüpfung	ja	Die wichtigsten Empfehlungen sind exakt mit der zugrundeliegenden Empfehlungsklasse verknüpft.

Gutachterverfahren und Pilotstudien

Fragen zu	Antwort	Informationen / Kommentare
1.13./1.14. Begutachtung	ja	Der systematische Leitlinienentwicklungsprozess schreibt eine öffentliche Diskussion und das Peer-Review-Verfahren vor. Die Ergebnisse werden dokumentiert.
1.15./1.16. Pilotversuch	nein	
1.17. LL-Vergleich	ja	• Agency for Health Care Policy and Research. Acute Pain management: operative or medical procedures and trauma. Clinical practice guideline no. 1 AHCPR Publication No. 92-0023.p.107 • Agency for Health Care Policy and Research management of Cancer Pain: clinical practice guideline; 1994 • WHO Guidelines: Cancer Pain relief (2nd edition), World Health Organisation, Geneva, 1996 • Guidelines for Managing Cancer Pain in Adults: National Council for Hospice and Palliative Care Services (England, Wales & Northern Ireland), 1996 • Quality Improvement guidelines for the treatment of acute pain and cancer Pain. American Pain Society Quality of Care Committee. JAMA 1995:274:1874-80 • Scottish Intercollegiate Guidelines Network. Breast Cancer in Women: A National Clinical Guideline. SIGN: Edinburgh, 1998 (SIGN publication no.29) • Scottish Intercollegiate Guidelines Network. The Management of Lung Cancer: A National Clinical Guideline. SIGN: Edinburgh, 1998 (SIGN publication no. 23) • Scottish Intercollegiate Guidelines Network. SIGN guidelines: an introduction to methodology for the development of valid evidence-based clinical guidelines. SIGN: Edinburgh; 1999 (SIGN publication no.39)

Gültigkeitsdauer/Aktualisierung der Leitlinie

Fragen zu	Antwort	Informationen / Kommentare
1.18./19 Prüfg./Zust.	ja	Eine Überarbeitung der Leitlinie ist für 2002 geplant vorgesehen. Falls neue Evidenz schon früher eine Überarbeitung notwendig macht, wird die Leitlinie schon entsprechend früher überarbeitet. Alle Veränderungen, die in der Zwischenzeit entstehen werden auf der Website von SIGN veröffentlicht.

Transparenz der Leitlinienerstellung

Fragen zu	Antwort	Informationen / Kommentare
1.20. System. Fehler	ja	Systematische Fehler werden beispielsweise in der Entwicklung der Empfehlungen diskutiert (Publication no. 39). Um persönliche Konflikte der Beteiligten auszuschließen müssen die Beteiligten eine Declaration of Interest ausfüllen.
1.21. Leitlinienreport	ja	Die wesentlichen Empfehlungen der Leitlinie werden in Form des Quick Reference Guide zusammengefasst. Die Methodik des Verfahrens wird in der SIGN publication no. 39 ausführlich dargestellt.

Strukturierte Leitlinien-Abstracts ------ (TST Fin 03)	
Leitlinie	**Control of Pain in Patients with Cancer** **Sign Publication Number 44**
Quelle	http://www.show.scot.nhs.uk/sign/clinical.htm

2. Inhalt und Format der Leitlinie

Ziele der Leitlinie

Fragen zu	Antwort	Informationen / Kommentare
2.1. Gründe	ja	• Hohe Prävalenz von Patienten mit Tumorschmerz • Hoher Anteil von Patienten bei denen es zu keiner ausreichenden Schmerzkontrolle kommt. • Bestehende Leitlinien sind entweder nicht evidenzbasiert, erfordern eine Überarbeitung oder werden schlecht von lokalen Gruppen angenommen.
2.2. Ziele	ja	Umsetzung eines optimalen Schmerzmanagements.

Kontext (Anwendbarkeit / Flexibilität)

Fragen zu	Antwort	Informationen / Kommentare
2.3. Patientengruppe	ja	Tumorschmerzpatienten ab 12 Jahre
2.4. Ärztl. Zielgruppen	ja	Allgemeinärzte, Anästhesisten, Palliativmediziner, Psychologen, Apotheker, Beschäftigungstherapeuten, Physiotherapeuten und Krankenschwestern.
2.5. Ausnahmen v. Empf.	ja	Die Leitlinie enthält Angaben über Situationen, in denen spezielle Empfehlungen nicht berücksichtigt werden sollen.
2.6. Bedürfnisse der Pat.	ja	Im Anhang zur Leitlinie findet sich eine Zusammenfassung der Kernaussagen für Patienten.

Klarheit, Eindeutigkeit

Fragen zu	Antwort	Informationen / Kommentare
2.7. Problembeschreibung	ja	Die Leitlinie beschreibt das Versorgungsproblem bei Patienten mit Tumorschmerzen eindeutig und in allgemein verständlicher Sprache.
2.8.a) Präsentation logisch, konsistent	ja	Logische, konsistente, übersichtliche Darstellung
2.8.b) Schlüsselempfehlung	ja	Schlüsselempfehlungen sind im Text einfach zu identifizieren und im Quick Reference Guide zusammengefasst.
2.9. Handlungsalternativen	ja	Handlungsalternativen und Entscheidungskriterien sind präzise beschrieben.
2.10. Amb./stationär	unklar	
2.11. Notwendige Maßn.	ja	Es werden konkrete Handlungsanleitungen für das Therapiekonzept gegeben.
2.12. Unzweckmäßige Maßnahmen	ja	An verschiedenen Stellen wird auf die Unzweckmäßigkeit bestimmter Medikamente und auf eine strenge Indikationsstellung bestimmter Verfahren hingewiesen.

Nutzen, Nebenwirkungen, Kosten, Ergebnisse

Fragen zu	Antwort	Informationen / Kommentare
2.13. Gesundh.-Nutzen	ja	Der bei Befolgen der Leitlinie zu erwartende gesundheitliche Nutzen wird genannt.
2.14. Therapiefolgen / Nebenwirkungen	ja	Darstellung von Nebenwirkungen
2.15. Disk. v. Kostenfolgen	nein	

2.16. Nutzen-Kosten-Kalk.	unklar	

Leitlinie	**Strukturierte Leitlinien-Abstracts** ------ **(TST Fin 03)**
Quelle	**Control of Pain in Patients with Cancer** **Sign Publication Number 44**
	http://www.show.scot.nhs.uk/sign/clinical.htm

3. Anwendbarkeit der Leitlinie

Verbreitung und Implementierung

Fragen zu	Antwort	Informationen / Kommentare
3.1.a) Methode der Impl.	ja	Arzneimittellisten, Dokumentationsset zu Erhebung der Kerndaten, Hinweise für den Patienten
3.1.b) Verhaltensänderung	unklar	
3.1.c) Organis.Hindernisse	unklar	
3.2. Regionale Anpassg.	ja	Es wird ausdrücklich darauf hingewiesen, dass eine regionale Anpassung der Leitlinie notwendig ist. Zu Maßnahmen und Instrumenten werden Vorschläge gemacht.

Überprüfung der Anwendung der Leitlinie

Fragen zu	Antwort	Informationen / Kommentare
3.3. Evaluation	ja	Zur Unterstützung einer Evaluation wurde das Minimum Core Data Set entwickelt.
3.4. Indikatoren	nein	

Zusammenfassende Beurteilung (Methodische Qualität)

1.	Qualität der LL-Entwicklung	14 von 17 Punkten der ÄZQ-Checkliste
2.	Qual. von Inhalt und Format	14 von 17 Punkten
3.	Qual- Anwendung / Impl.	3 von 6 Punkten
Σ	Qualität Gesamt	31 von 40 Punkten

Anhang 7: Abkürzungsverzeichnis

AHCPR	Agency for Health Care Policy and Research
APS	American Pain Society
ASA	American Society of Anesthesiologists
ÄZQ	Ärztliche Zentralstelle Qualitätssicherung
AkdÄ	Arzneimittelkommission der deutschen Ärzteschaft
AWMF	Arbeitsgemeinschaft der Wissenschaftlichen Medizinischen Fachgesellschaften
BÄK	Bundesärztekammer
BC	British Columbia
BCCA	British Columbia Cancer Agency
BPI	Brief Pain Inventory
BTM	Betäubungsmittel
CCOPG(I)	Cancer Care Ontario Practice Guidelines (Initiative)
CMA	Canadian Medical Association
CMAJ	Canadian Medical Association Journal
DGP	Deutsche Gesellschaft für Palliativmedizin
DGSS	Deutsche Gesellschaft zum Studium des Schmerzes
DIVS	Deutsche Interdisziplinäre Vereinigung für Schmerztherapie
DVA	Department of Veterans Affairs
EBM	Evidence-based Medicine
ESAS	Edmonton Symptom Assessment Scale
HNO	Hals-Nasen-Ohren Heilkunde
ICSI	Institute for Clinical System Integration
ISBN	International Standard Book Number
KBV	Kassenärztliche Bundesvereinigung
KHK	Koronare Herzkrankheit
LL	Leitlinie
MIDOS	Minimal Documentation System
Minist	Ministerium
NNT	Numbers needed to treat
NRS	Numerische Rating Skala
NSAIDs	Nonsteroidal anti-inflammatory drug
NZGG	New Zealand Guidelines Group
PC	Personal Computer
PMI	Pain Management Index
QM	Qualitätsmanagement
QS	Qualitätssicherung
SIGN	Scottish Intercollegiate Guidelines Network
SNM	Society of Nuclear Medicine
TENS	Transcutaneous Electical Nerve Stimulation
UAW	Unerwünschte Arzneimittelwirkung
VA	Veterans Affairs
VAS	Visuelle Analogskala
VRS	Visuelle Ratingskala
WHO	World Health Organization